La vape qui dérange

Comprendre les enjeux politiques et idéologiques contre la cigarette électronique

Préface

La vape ou la cigarette électronique est au cœur d'une bataille féroce entre les camps qui la promeuvent comme un outil de réduction des risques dans la cessation tabagique et ceux qui la considèrent aussi, voir plus dangereuse que la cigarette classique.

J'utilise la cigarette électronique depuis 2018, cela va faire donc 3 ans que j'ai arrêté de fumer. Je suis aussi vulgarisateur scientifique et je ne pensais pas, en débarquant dans le secteur de la cigarette électronique, que je me retrouverais au cœur d'une bataille idéologique et politique.

Dans ce livre, j'essaie d'apporter ma propre analyse et évidemment, j'ai choisi le camp de la vape. Peut-être que vous pensez que la vape a sauvé votre vie ou peut-être que vous pensez que la vape doit être interdite dans tous les pays.

Je vous propose de présenter un aspect, qui est discuté dans le camp de la vape, mais qui est rarement médiatisé. Qu'est-ce qui se cache derrière la guerre contre la cigarette électronique ? Et c'est tout sauf de la science et l'intérêt d'aider les fumeurs.

On comprend l'image de la vape, des vapoteurs, de leurs entreprises, en se plongeant à fond dans ce secteur et en les suivant pendant des années.

Les informations les plus précieuses se trouvent parfois dans quelques minutes de discussion dans un Live YouTube qui dure quatre heures ou un document obscur qui détaille une stratégie pour contrer l'augmentation de la cigarette électronique.

Dans cet ouvrage, j'apporte ma propre expérience, mes propres recherches et ma propre veille sur le sujet. Il n'a pas vocation à être le plus complet, ni même le plus véridique. Considérez-le comme un essai d'une personne qui s'est promené dans un royaume inconnu et qui vous en rapporte le récit.

Mais même si la vape ne vous intéresse pas du tout, c'est un secteur qui permet d'illustrer la puissance des lobbys, la corruption et la servilité systématique des gouvernements ainsi que pour comprendre l'importance du tabac dans nos sociétés.

Ce livre est aussi documenté que possible. À la
fin, vous trouverez une bibliographie très
complète sur chaque chose que je dis pour étayer
mes propos.

Bonne lecture.

Comment suis-arrivé à la vape ?

Je m'appelle Houssen Moshinaly et j'habite à
Madagascar et c'est important de comprendre où
j'habite pour saisir certains problèmes de la vape,
notamment de son coût. De 2015 à 2018, j'ai été
vulgarisateur scientifique et rédacteur en chef
d'un site d'actualité scientifique et donc, la
science et ses méthodes, je les connais.

Par méthodes, je veux dire que quand vous avez
passé 3 ans à regarder les coulisses, vous
comprenez les combines et la corruption qui
gangrène ce secteur. En fait, j'ai même écrit un
livre à ce sujet intitulé *Science corrompue et
servile*.

J'ai cessé de suivre et de faire de l'actualité
scientifique, car j'en avais marre qu'on me
prenne pour un con. La science est constamment
manipulée, les études sont bidonnées pour
refléter le fric ou l'idéologie.

Je me suis battu dans des champs de bataille très
cristallisés comme le glyphosate (*j'étais contre
son interdiction*), j'ai promu les OGM, le

nucléaire. Et je soutiens encore ces secteurs aujourd'hui, mais ma vision de la science est radicalement différente aujourd'hui.

Je la considère comme un ennemi utile dont je dois me méfier chaque instant, qui essaie toujours de me manipuler, mais qui peut aussi m'aider de temps en temps.

Je n'ai plus aucune considération pour les scientifiques et les médecins aujourd'hui et je les traite souvent de prostituées en blouse blanche parce que c'est ce qu'ils sont fondamentalement quand on gratte un peu la surface.

J'ai quitté tout ça parce que j'en avais marre de parler contre un mur alors que la masse bête et méchante aboie et c'est elle qu'on écoute, car nous sommes dans une société où les aboiements ont plus de valeur que la raison et la tempérance.

Je l'ai aussi quitté après la mort de ma mère en 2019 et quand j'ai vu ce qu'est réellement le visage de la « médecine moderne » surtout quand t'as pas un rond pour te payer des soins décents. Pourquoi je vous dis tout ça ? Parce que la science, je la connais et je sais comment elle fonctionne.

Je m'intéressais déjà à la cigarette électronique dès 2016 et je tentais de relayer la plupart des études positives. Et c'est une première chose à savoir sur la vape. Vous ne pouvez pas connaître la vape tant que vous n'êtes pas plongé dedans jusqu'au cou.

On va me dire que c'est le cas pour tous les secteurs, mais c'est encore plus vrai pour la vape. C'est un secteur avec ses propres codes, son propre jargon, ses propres comportements que vous ne pouvez pas la comprendre de l'extérieur, c'est tout bonnement impossible.

Et je suis arrivé dans la vape en espérant que j'aurais un peu de répit face à la merde qu'il y a actuellement dans nos sociétés. Que la cigarette électronique marche et c'est évident qu'elle est moins dangereuse que la clope.

Un fumeur sait d'instinct que tout est toujours moins dangereux que la clope.

Mais au lieu de répit, je me suis retrouvé plongé dans l'une des batailles les plus féroces où j'ai retrouvé tous les fils de pute que j'avais déjà affronté dans la bataille du glyphosate, des OGM ou du nucléaire, mais en 1000 fois pires.

Le monde que j'ai découvert était composé de puissants lobbys à la fois ceux de Big Tobacco, de Big Pharma, mais aussi des ONG et des associations, financés entièrement par des intérêts américains afin de détruire la cigarette électronique.

Mais ça, je n'en avais pas conscience jusqu'à ce que je me plonge dans la vape. En juillet 2018, j'ai commencé à avoir des difficultés respiratoires (*qui sait, c'était peut-être déjà le COVID-19*). La difficulté était telle que j'ai dû aller voir un médecin, une chose que je déteste par-dessus tout.

Le toubib m'ausculte, me regarde en haussant les sourcils et ensuite, il me fait une radio. À un moment, il me montre une image et je me suis dit pourquoi il me montre un paysage de la planète Mars ? En fait, c'était la radio de mes poumons et là, il me pose la question fatidique : «Est-ce que vous fumez?»

Je voulais mentir, mais mes poumons parlaient à ma place comme c'est écrit dans la Bible. Et il m'a dit d'arrêter immédiatement de fumer sinon… Il n'a pas dit plus, mais c'était genre le méchant dans un Western qui te menace au milieu de tout le monde pour un duel demain à midi.

J'ai eu la peur de ma vie, j'avais 36 ans à l'époque et je fumais depuis l'âge de 17 ans. Cela faisait donc 19 ans que je m'envoyais environ un demi-paquet de clopes par jour. Mais parfois, pendant les journées de merde, je m'enfilais bien un paquet et demi.

Je n'ai pas osé le questionner davantage, mais je pensais que j'avais un début de cancer ou autre. En fait, c'était une infection pulmonaire assez carabinée et contrairement à ce qu'on dit, l'antibiotique est bien automatique !

Et j'ai découvert plus tard que les difficultés respiratoires étaient aussi des effets secondaires de traitements que je prenais pour mon glaucome. Mais cela m'a foutu un pied au cul. Cela faisait des années que je voulais arrêter de fumer et je me suis dit que c'était l'occasion ou jamais.

Il y avait la pression de la famille, de la société, etc. Vu mon passé de rédacteur en chef de site d'actualité scientifique, je n'avais aucun doute

sur l'efficacité de la cigarette électronique.
J'avais lu suffisamment d'études assez robustes.

Et donc, pour moi, cela ne faisait aucun doute
que la vape était la seule qui pouvait m'aider. Car
j'avais déjà essayé d'arrêter de fumer, mais c'est
impossible. Il ne faut pas croire que le nombre de
cigarettes que vous fumez par jour est
proportionnel à votre niveau d'addiction.

Vous pouvez fumer 3 clopes par jour, mais votre
niveau d'addiction est parfois plus élevé que
celui qui fume 3 paquets. Moi, j'étais très accro
et quasiment 3 ans après, j'ai encore besoin d'une
grosse dose de nicotine pour être satisfait.

Pendant ma visite chez le médecin, je lui avais
glissé subrepticement si la cigarette électronique
valait le coup et j'aurais dû me douter dans quel
royaume j'allais pénétrer en entendant sa
réponse :

«À *l'heure actuelle, c'est totalement déconseillé,
on sait de façon certaine que la cigarette
électronique est bien plus dangereuse que la
cigarette classique*».

J'ai fait mine de hocher la tête, mais je me dis intérieurement : « *Mec, je viens de 3 années à me battre constamment pour faire éclater la vérité scientifique et donc, tes bobards ne vont pas marcher sur moi.* »

En me levant, j'ai murmuré un *Vade Retro Satana* et je suis parti. Mais combien de fumeurs ont posé cette question à leur médecin et ils ont eu la même réponse ?

Et combien ont été convaincu que la vape ne pourrait jamais les aider et que c'est même plus dangereux ?

J'habite à Madagascar et dire que la vape est développée dans le coin est comme dire que Brigitte Macron respire la jeunesse. Il n'y a quasiment aucun vape shop et le seul que j'ai trouvé, me proposait des produits à des prix exorbitants.

J'ai tenu mon mal en patience et j'ai résisté jusqu'en octobre 2018. Mais les troubles respiratoires allaient et revenaient. Finalement, j'ai trouvé un pseudo Vape Shop, surtout destiné pour les expatriés.

Et j'ai acheté ma première cigarette électronique qui était un kit composé du Mod *Priv8* et de l'atomiseur *TFV8 Baby*... Tous ceux qui connaissent le monde de la vape, savent que je partais pour la cessation tabagique avec un sacré handicap.

Car ce type de kit n'est pas du tout fait pour les débutants. Il permet de faire ce qu'on appelle la vape directe (DL) contrairement à la vape indirecte (MTL) qui, elle, se rapproche le plus de la clope. Mais la vendeuse de la Vape Shop m'a embobiné et je voulais tellement arrêter que je me suis fait avoir.

Je me souviens du jour exact où j'ai commencé à vaper, le dimanche 21 octobre 2018. Et j'avais décidé de faire la bascule d'un seul coup sans un retour en arrière. De nombreux fumeurs passent parce qu'on appelle l'étape des vapofumeurs, ils vapent et fument en même temps en essayant de réduire le nombre de clopes quotidiennes.

Je ne pouvais pas me le permettre. L'argent que j'avais mis dans mon premier kit était équivalent à 50 % de mon salaire mensuel ! Et pour ma famille, c'était un impératif que je réussisse, car cet achat signifiait qu'on devra se serrer la ceinture pendant tout le mois suivant.

Pour l'anecdote, ~~la pétasse,~~ je veux dire la vendeuse m'avait oublié de dire que ce kit nécessitait un accu (*une batterie quoi*). Et j'ai chargé le kit à vide et je m'étonnais que cela ne marche pas. Ah ! Les premières fois qu'on s'intéresse à la vape ! Je suis retourné chez elle, furibond, et là candide, elle me répond qu'il faut des accus.

J'ai acheté deux accus (*encore 5 % du salaire qui s'en va*), le Mod nécessitait un seul, mais je me suis dit que je vais doubler mes chances. J'ai mis l'accu dans le mod, je l'ai chargé, j'ai mis le liquide dans l'atomiseur et j'ai tiré ma première bouffée.

C'est au soir de ce dimanche du 21 octobre 2018. Je me forçais déjà à réduire ma consommation de clopes quotidiennes, de 10, j'étais passé à 7, puis 5 en deux semaines. Et donc, je peux dire que j'étais à bout de nerf.

Les premières bouffées apportaient un peu de soulagement, mais ce n'était pas ça. Je sentais qu'il me manquait la dose qu'il me fallait. Le jeudi suivant, mon frère, qui savait aussi que je voulais quitter la clope, m'apporte un autre kit qu'il avait trouvé dans une autre boutique.

J'avais oublié de dire que pendant mon premier achat, la vendeuse avait refusé catégoriquement de me vendre des liquides fortement nicotinés. On estime, au doigt mouillé, qu'une clope vaut 1 milligramme de nicotine.

Donc, si vous fumez un paquet par jour, alors vous avez besoin grosso modo d'un liquide à 20 mg. Avec ma consommation de 10 clopes chaque jour, je savais qu'il me fallait au moins 12 mg et plus par jour.

Mais la vendeuse était horrifiée que je m'envoie cette quantité dans la tronche et encore une fois, on voit le manque d'informations et de formations sur la nicotine, même chez ceux qui vendent la vape. Désolé de crier, mais j'espère être clair, LA NICOTINE N'EST PAS DANGEREUSE POUR VOTRE SANTÉ.

Surtout dans les doses où elle est disponible dans la vape. Après, si vous commencez à jouer avec des fioles de 200 ou 300 mg pour faire vos propres liquides, c'est une autre histoire. J'avais donc des fioles de 6 mg et de 12 mg.

Ces dernières, je l'avais forcé à me les vendre (*dans quel monde vit-on je vous jure*). Et donc, mon frère m'apporte un autre kit qui est l'*Atopack Dolphin* de la marque *Joyetech*. C'était un pod qui utilisait des résistances en céramique à 1,2 ohm.

J'ai mis dedans le liquide à 12 mg et après la première bouffée, j'ai compris ce qui manquait. J'ai senti mon corps qui se saturait de nicotine en me procurant le soulagement qui me manquait depuis plusieurs jours.

Mais même quand j'utilisais le kit pour débutant qui n'en était pas un, je n'ai pas lâché, j'ai continué à le sucer comme un malade, j'avais cramé la résistance en une semaine. Je n'ai pas lâché et les symptômes de manque étaient terribles.

Et là aussi, il faut dire les choses comme elles sont. La vape n'est pas une baguette magique. Quand vous avez fumé pendant plus de 15 ans, ne vous attendez pas à quitter l'enfer sans payer le billet de sortie… en sachant que le crabe risque quand même de venir vous rendre visite un de ces jours.

Même si vous passez à la vape avec un appareil adapté pour les fumeurs, vous allez en chier. C'est normal, le corps et le cerveau doivent s'habituer à cette nouvelle forme d'absorption de nicotine. Quand vous vapez un liquide « Freebase », il faut entre 20 et 45 minutes pour que votre corps métabolise la nicotine.

En revanche, la clope vous envoie la nicotine instantanément dans le cerveau. Entre 2018 et aujourd'hui, on a eu l'arrivée des sels de nicotine qui sont toujours des liquides, mais avec une nouvelle manière de structurer la nicotine au niveau moléculaire.

Ces sels de nicotine ont l'avantage d'avoir une absorption plus rapide par le corps et donc, on est proche d'une sensation ultra-rapide, propre à la clope. Mais les spécificités de la vape, on en parlera peu, car ce n'est pas le sujet.

Je me suis accroché, je me suis ruiné pour acheter du nouveau matos, notamment ce qu'on appelle le reconstructible. Et aujourd'hui, je n'ai pas mis une seule clope dans ma bouche depuis 2,5 années et de poussières.

Pas mal pour quelque chose, qui selon les médecins et les scientifiques, est un danger pour le public. Et je me suis plongé à fond dans la vape. Je me suis documenté à fond et c'est là que j'ai découvert un monde inconnu dont je parlais tout à l'heure.

Et comme je suis cyclotomique sur les bords, j'ai même créé un site qui s'appelle vapotage.org et je me suis à écrire furieusement sur le sujet. J'ignore si le site existera encore quand vous lirez ces lignes.

Et en me plongeant dans ce royaume, je me suis rendu compte que la vape était entourée par des ennemis puissants. Souvent portant des blouses blanches immaculées et qui veulent la détruire par tous les moyens pour que tout le monde continue de fumer parce que c'est comme ça que ça doit être.

Ce parcours personnel était nécessaire pour comprendre d'où je viens, comment je m'y suis intéressé et pourquoi j'écris ce livre. Il est temps

maintenant d'aborder un petit historique de la
vape.

Histoire de la vape

On estime que la vape moderne a été inventé par un pharmacien chinois appelé *Hon Lik* en 2003 lorsqu'il a voulu créer quelque chose de moins nocif après avoir vu son père, fumer toute sa vie, avoir un cancer de poumon.

Il voulait lui donner quelque chose de moins dangereux, mais Hon Lik lui-même était une cheminée avec 2 paquets par jour. Mais le fait de vaporiser des substances ne date pas de 2003. Hon Lik va simplement créer un concept qui va marcher.

La première trace d'un outil de vaporisation date de 1930 avec un brevet déposé par *Joseph Robinson* en 1927.[1] On peut lire dans ce brevet :

« Mon invention concerne des dispositifs de vaporisation pour contenir des composés médicinaux qui sont chauffés électriquement ou autrement pour produire des vapeurs à inhaler et le but général est de fournir un appareil de ce caractère à usage individuel qui peut être manipulé librement sans aucune possibilité d'être

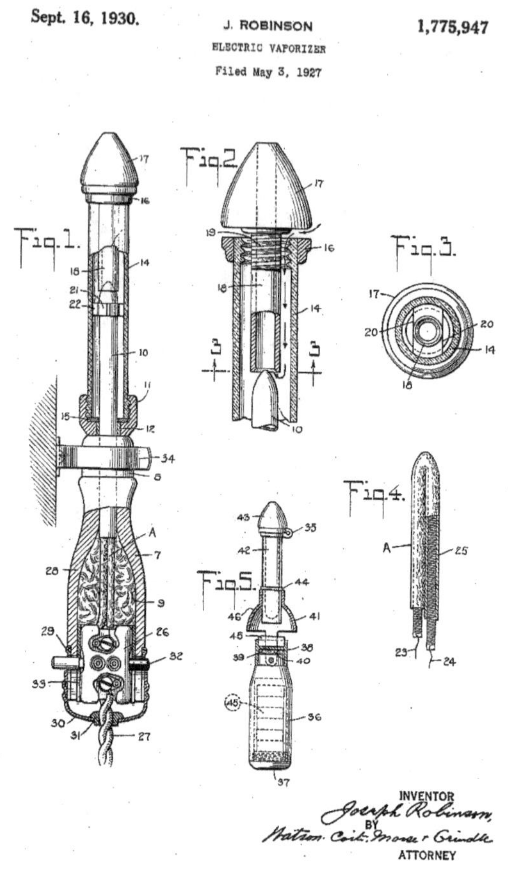

Cet outil de vaporisation, comme les autres qui
suivront dans les années suivantes, va surtout se
concentrer sur les médicaments.

À partir des années 1960, on va avoir un regain
pour la vaporisation de médicaments, car cela

permet de consommer autrement ses médicaments.

Et les inventeurs ajoutaient un aspect ludique à ces outils, pour que la prise de médicaments ne soit plus une corvée.

La vaporisation de nicotine n'est jamais mentionnée dans ces premiers outils, car ils ont été conçus de manière universelle. On peut vaporiser tout et n'importe quoi dedans. En sachant que Robinson détaille plus loin dans son brevet que les précédents outils de vaporisation ne sont pas performants.

Car on ne pouvait pas les nettoyer facilement et que les substances précédentes restaient dans la chambre de vaporisation tandis que le sien est plus pratique. Cela implique que les outils de vaporisation existaient bien avant 1930, c'est juste qu'on n'en a pas la trace de nos jours.

Toutefois, la « cigarette électronique » de Robinson ressemble plus à une balle de sniper si on regarde le schéma. Il faudra attendre 1960 et *Herbert A. Gilbert* pour voir une invention qui ressemble à la cigarette électronique moderne.[2] Car on peut lire dans ce brevet :

« La présente invention concerne une cigarette sans tabac et a pour objet de fournir un moyen et un procédé sûr et inoffensif de fumer en remplaçant le tabac et le papier brûlé par de l'air chauffé, humide et aromatisé; ou en inhalant un médicament chaud dans les poumons en cas de maladie respiratoire sous la direction d'un médecin. »

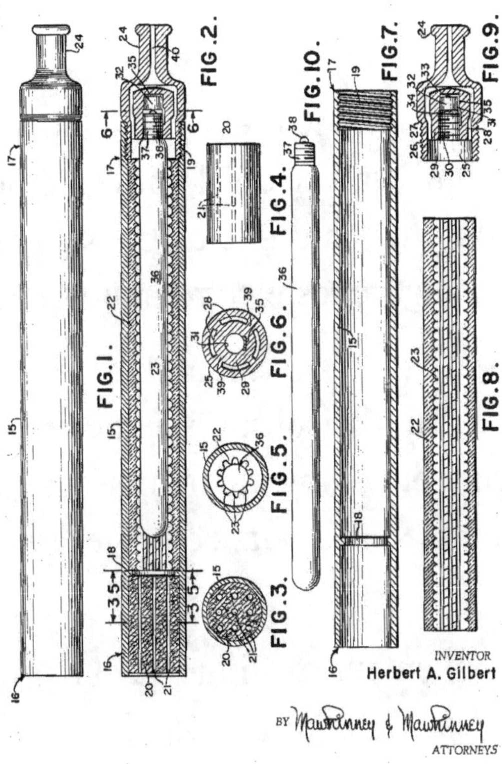

Ici, on est tout de suite plus précis, car l'appareil est destiné pour vaporiser du tabac, plutôt de la nicotine sans passer par la combustion. Mais son appareil permet aussi de vaporiser des médicaments.

Gilbert est donc considéré comme le père légitime de la cigarette électronique. Dans une interview qu'il a donnée, il considère que la totalité des cigarettes électroniques actuelles sont des inspirations plus ou moins modifiées de son modèle original.

En fait, si on regarde le brevet de 1960, on se rend compte que tout ce qu'il a inventé pour réduire la combustion d'une clope, se trouve dans la totalité des cigarettes électroniques actuelles.[3]

Alors, pourquoi ça n'a pas marché à cette époque ? Plusieurs raisons, Gilbert était un génie dans son genre et comme de nombreux génies, son idée avait 50 ans d'avance sur les besoins de la réalité.

Ensuite, cet inventeur explique qu'il a proposé son invention à Big Pharma, Big Tobacco, des entreprises de chimie et tout le monde a refusé. Non parce qu'ils pensaient que cela ne marcherait pas, mais ils voulaient attendre la fin de l'expiration du brevet, pour proposer leur propre design.

De plus, on sait aujourd'hui que Big Tobacco a supprimé de nombreux moyens de consommer la nicotine, autrement qu'en se fumant la gueule. Je pense que les gens n'étaient pas prêts et que les entreprises n'avaient aucun intérêt à remplacer quelque chose qui marchait du tonnerre avec leurs clopes classiques.

De 1960 à 1979, il va y avoir un vide dans les outils de vaporisation. Des inventeurs américains vont proposer plusieurs concepts, mais soit ce sera la merde en barre, soit l'industrie ne sera pas intéressée. Vous pouvez créer la plus belle des inventions, mais si on ne peut pas l'acheter, alors c'est comme si elle n'avait jamais existé.

Mais une autre pierre à la cigarette électronique va venir en 1979 avec un duo, *Norman Jacobson* et *Phil Ray*. Le terme de « vape » vient de ce duo. À cette époque, Norman Jacobson était un médecin et Phil Ray était un de ces patients. Dans une interview avec Jacobson, on apprend que le vrai génie et le père de la « vape » était Phil Ray.

Il fumait énormément et il se demandait s'il n'y avait pas un moyen d'avoir la nicotine autrement qu'on la brûlant dans une feuille de papier avec d'autres substances.

Et Phil Ray n'était pas n'importe qui, car il avait co-inventé le microprocesseur qui allait être utilisé dans le programme Apollo de la NASA.[4] Et donc, on avait un inventeur dans la pure tradition américaine.

Mais son idée n'avait rien à avoir avec la vape actuelle. Il était parti sur l'idée d'utiliser un papier avec de la nicotine pure.

Comme c'est la combustion qui provoquait toutes les maladies du tabagisme (*et on est aussi dans une époque où on n'a pas fait de lien concret entre cancer et tabagisme à cause des manigances de Big Tobacco*), alors il s'est dit qu'il allait juste mettre de la nicotine liquide sur le papier et l'inhaler.

L'idée était intéressante, car la nicotine est quelque chose de très volatil et on pouvait l'inhaler rapidement. Ray et Jacobson vont lancer une entreprise appelée *Advanced Tobacco Products INC* pour vendre le produit qui s'appelait *Favor*.[5]

Mais le lancement commercial a été échec, car le produit était fondamentalement défectueux. À cause de la volatilité extrême de la nicotine, il était difficile de garder le produit stable à température ambiante. Mais pendant les quelques années où l'entreprise a existé, le mot «vape» est apparu de manière naturelle.

Alors que cela n'a rien à avoir avec de la vaporisation, car c'était plutôt de l'inhalation.

Ce qui est intéressant quand on regarde l'expérience de Ray avec son produit est qu'il nous dit que quand il regarde les obstacles politiques et idéologiques pour faire accepter la vape, alors il revoit les mêmes choses qu'il a connu en 1980.

C'est-à-dire qu'en quasiment 40 ans, la mentalité américaine n'a absolument pas changé d'un iota. Son produit, le *Favor*, était accusé de favoriser le tabac chez les jeunes, que la nicotine était plus dangereuse que l'opium, ce sont les mêmes merdes que celles qu'on entend aujourd'hui.

Dans cette histoire de la vape, on voit que *Hon Lik* avec son invention de 2003 va fusionner à la fois le concept de Gilbert des années 1960 avec un dispositif de vaporisation et l'idée de Ray qui consiste à utiliser la nicotine liquide.

Car la cigarette électronique de Gilbert concernait le tabac et des médicaments et non la nicotine.

La décennie 1990 va être aussi florissante pour proposer à la fois des outils de vaporisation, mais aussi des moyens différents d'inhaler de la nicotine. Vous aurez des inventeurs individuels, mais aussi Big Tobacco qui proposera son concept, connu aujourd'hui, comme le tabac chauffé (*Heat-Not-Burn*).

On pense que Big Tobacco a inventé le tabac chauffé après la vape moderne et donc, on a la preuve que non. Que ce soit la marque *Reynold* avec un produit de tabac chauffé appelé *Eclipse* en 1996 ou encore Philip Morris avec un produit appelé *Accord*.[6] [7] [8]

On a une véritable effervescence dans cette décennie 1990, mais à chaque fois, la FDA a mis le tampon « Refusé » sur chaque invention et chaque nouveau moyen de consommer de la nicotine. À l'époque, la FDA ne régulait pas les produits de tabac, mais elle régulait les produits de délivrance de tabac.

Et le tabac chauffé ou encore des inventions comme le Favor nécessitait l'approbation de la FDA qui a toujours dit non. On comprend aujourd'hui sa position. Elle refuse par pure idéologie et non en voulant aider les fumeurs.

En 2003, Hon Lik va inventer le concept de la cigarette électronique tel que nous le connaissons. Une chambre d'atomisation pour le liquide, une résistance qui fait chauffer le coton et le liquide pour avoir de la vapeur que la personne va inhaler.

Il faudra plusieurs tests avant d'arriver au modèle final. On avait notamment une cigarette électronique qui fonctionnait à ultrasons, mais qui a été rapidement abandonnée.[9] Quand on regarde l'invention de Hon Lik, on pourrait penser qu'il s'est inspiré des processus de Gilbert et de Ray, mais ce serait étonnant.

En effet, les inventions des années 1980 et 1960 étaient totalement inconnues de la recherche et du grand public. Il serait surprenant qu'un pharmacien chinois, basé à Pékin, ait eu l'idée de fouiller dans les brevets américains ! Toutefois, rien n'est impossible !

En revanche, il est plus plausible que face à un problème donné, on arrive à la même conclusion. Depuis les années 1930, on voit que l'outil de vaporisation est surtout utilisé pour éviter la combustion ou pour avoir un nouveau moyen d'absorber des médicaments.

En 2003, Hon Lik travaillait pour une entreprise appelée *Golden Dragon Holdings* qui va fabriquer la première cigarette électronique imaginé par Lik. Ensuite, cette entreprise deviendra *Ruyan* qui signifie « comme de la fumée ». Ruyan va de nouveau changer de nom pour devenir *Dragonite International*.

L'entreprise va déposer plusieurs brevets, notamment une pipe électronique et Lik va continuer à persister sur l'e-cigarette à base d'ultrasons. Mais en 2013, Hon Lik va faire grimacer la communauté de la vape puisqu'il vendra son entreprise à *Imperial Tobacco* pour un montant de 75 millions de dollars.[10]

Big Tobacco comprend le potentiel de la cigarette électronique et il va mettre ses billes dedans. Toutefois, la vape ne sera jamais l'œuvre de Big Tobacco, contrairement à ce que disent les anti-vapes.

Cette industrie a la capacité de se séparer rapidement de Big Tobacco ou de Big Pharma lorsqu'une entreprise de vape se fait corrompre par un gros chèque. Et on le verra avec l'affaire de Juul.

De 2003 à 2006, la vape va se développer, principalement en Asie. Dragonite International continuera à s'exporter, mais l'outil ne prendra pas dans de nombreux marchés asiatiques. Il faudra attendre 2006 pour que la cigarette électronique arrive en Europe et aux États-Unis.

On n'a pas de trace de cette arrivée en France puisque l'un des plus vieux forums français sur l'e-cigarette apparaît en 2008. [11] Aux États-Unis, la première trace provient d'un document de la douane américaine sur une personne qui avait acheté une e-cigarette Ruyan en Chine. [12]

Et c'est aussi l'une des caractéristiques de l'industrie de la vape est que sa forme est nébuleuse par définition. Avant qu'on en entende parler officiellement en 2009, les fumeurs s'étaient déjà emparés de l'outil dès 2007.

Quand cette première cigarette électronique arrive aux USA en 2006, on est à l'époque de Bush. L'administration est républicaine et les républicains ont toujours une mentalité de « laisser-faire » face à la technologie, car ils veulent encourager la liberté d'entreprise et de création.

En revanche, les démocrates sont très conservateurs sur ce point et ce sont des bureaucrates nés. S'il y a une norme et une interdiction quelque part aux USA, vous pouvez être certain que c'est un démocrate qui en est à l'origine.

C'est pour ça que les premiers vapoteurs aux États-Unis passent un peu inaperçus. Ils sont très peu nombreux et surtout, la science et la médecine, corrompue par essence, ne se sont pas encore intéressés à ce domaine.

Et la première condamnation connue contre la cigarette électronique ne vient pas des États-Unis, mais de la Turquie. Comme d'habitude, quand il s'agit de foutre la merde, vous pouvez être sûr qu'un Turc est dans le coup.

En Turquie, la nicotine est utilisée comme pesticide (*historiquement, la nicotine est un pesticide efficace en agriculture*). Le 3 janvier 2008, la Turquie interdit l'importation de cigarette électronique, sous prétexte qu'elle ne permet pas d'arrêter de fumer.

L'expert turc est un certain *Kiyas Güngör* qui serait vice-président d'une organisation nommée *Foundation Combating Smoking*, basée en Turquie.[13] Le problème est que j'ai cherché en vain des informations sur ce *Kiyas* et je n'ai absolument rien trouvé.

Son organisation, elle-même, semble avoir disparu sans laisser de trace. Cet expert aurait déclaré à un journal local que la nicotine fait partie des 4800 produits chimiques les plus dangereux sur Terre… Rien que ça !

Et dès septembre 2008, l'OMS considère que la cigarette électronique n'est pas efficace pour arrêter de fumer.[14] Depuis 13 ans, l'OMS maintient cette position. Et ces dernières années, elle a commencé à dénigrer ouvertement la vape.

Bon, quand on voit ce qu'elle a osé faire avec le Covid-19, on se dit que ce n'est pas très étonnant.

Mais les premières études toxicologiques sur la cigarette électronique arrivent.

En octobre 2008, la Nouvelle-Zélande publie une analyse d'une cigarette électronique de la marque Ruyan.[15] Elle estime que les substances toxiques sont de 100 à 1000 fois inférieures à une cigarette classique. Donc, déjà à cette époque, la bataille scientifique et idéologique s'engage déjà sur la vape.

Même si l'administration Bush n'interdit pas spécifiquement la vape, la FDA commence à s'en mêler. L'annonce de l'OMS en septembre 2008 va créer une partouze circulaire entre les différentes organisations.

Ainsi, des pays comme la Jordanie, Hong-Kong ou la Thaïlande vont utiliser l'annonce de l'OMS pour interdire la vape et l'OMS va utiliser les interdictions de ces pays comme des preuves pour dire que la vape soit interdite dans le monde entier.

Arrive 2010 et on va avoir une première mort de la vape américaine avec l'élection d'Obama. Pour ceux qui ne sont férus de géopolitique,

Obama est le mec qui a toujours le sourire et qui fait plaisir à tout le monde.

Mais sous le capot, on a l'un des présidents les plus meurtriers de l'histoire américaine en ayant lâché plus de bombes au Moyen-Orient que n'importe quel président. Rien qu'en 2016, l'administration Obama a balancé 26 172 bombes dans 7 pays du Moyen-Orient avec la Syrie, l'Irak, l'Afghanistan, la Libye, le Yémen, la Somalie et le Pakistan.

Obama a également généralisé l'assassinat de citoyens américains par des frappes de drone. Mais surtout, son arrivée en 2010 va impliquer que les démocrates vont prendre les rênes du secteur de la santé.[16]

Dès 2009, la FDA annonce la couleur en interdisant toute entrée de la cigarette électronique sur le territoire américain si elle n'a pas une autorisation au préalable. La FDA considère l'e-cigarette comme un dispositif médical et donc, que c'est un médicament clandestin.[17]

De 2010 à 2016, les interdictions de la cigarette électronique vont se multiplier dans le monde, sous l'impulsion des États-Unis. Cette influence va arriver également en Europe avec la *TPD (Tobacco Products Directive)*.[18] Une directive européenne qui réglemente le tabac et les « produits associés » dans l'espace européen.

Pendant ces années, la vape va se développer dans son coin. Dans un premier temps, elle restera très informelle et l'une des raisons pour laquelle il est difficile de faire un historique de la vape est que le secteur est décentralisé par nature.

Aujourd'hui, on peut trouver des vape shops un peu partout en Europe. Mais à cette époque, c'était la croix et la bannière, comme je l'ai raconté avec ma propre expérience à Madagascar. Les fumeurs, qui entendaient parler de la vape, se rencontraient sur Facebook et créaient des groupes.

La grosse tendance était de faire des achats groupés en Chine. Car pendant que les États-Unis et l'Europe votaient de plus en plus de lois pour interdire la vape, la Chine devenait progressivement le premier fabricant au monde.

Place qu'elle occupe encore aujourd'hui, car 99 % des cigarettes électroniques dans le monde sont fabriqués en Chine. Les e-liquides sont fabriqués en Europe, aux États-Unis, en Malaisie, aux Philippines et même en Indonésie.

Mais sur le matos, les yeux bridés ont le monopole absolu. D'une part, parce que le gouvernement chinois a laissé faire, il a permis au secteur de se développer tandis qu'en Occident, c'était bâton dans les roues après bâton dans les roues.

Donc, les vapoteurs occidentaux se cotisaient, pour faire des achats groupés en Chine, afin d'économiser sur les frais de port et ceux de la douane.

On estime qu'à partir de 2011, la vape européenne va se structurer progressivement. Les bidouilleurs vont faire les premiers e-liquide et les premières entreprises vont débarquer sur le marché. À cette époque, la consommation de la nicotine et le conditionnement des fioles n'était pas régulé.

Et là, la TPD va arriver en détruisant la vape telle qu'on la connaissait. Libre et adaptée pour tout le monde.

La TPD (Tobacco Products Directive)

L'année 2016 va être charnière dans la destruction de la vape en Europe. Les États-Unis en réchapperont avec un sursis, car ils auront une loi similaire avec la PMTA qui est entré en vigueur en 2020.

La *TPD* pour *Tobacco Products Directive* est une directive européenne pour réguler les produits de tabac. Que ce soit la cigarette, la pipe, le cigare, tous devraient être régulé au niveau européen « pour assurer un niveau de protection suffisant pour les citoyens ».

Son plus gros problème est qu'elle couvre aussi la cigarette électronique qui ne contient pas une seule particule de tabac, pas une seule ! Mais ils l'ont fait quand même.

Parce que si on veut réguler la nicotine, alors il faudrait aussi inclure les patchs et les gommes de nicotine dans la TPD ce qui n'est pas le cas… ainsi que l'aubergine (*ce légume contient des taux élevés de nicotine*).[19] Même s'il vous faudrait manger une fricassée de 10 kg d'aubergine pour avoir l'équivalent d'une cigarette.

La TPD a été une bombe nucléaire dans un secteur bourgeonnant de la vape, car il émergeait à peine avec des entreprises et des boutiques ici et là, l'Union Européenne débarque et détruit tout sur son passage. C'est pourquoi je suis un euro-sceptique acharné.

Pour comprendre la vraie nuisance de la TPD, il faut aussi comprendre la consommation de nicotine pour faire cesser un fumeur. Comme je l'ai dit, on estime, grosso modo, que 1 mg de nicotine équivaut à 1 cigarette.

Quand vous vapez pour arrêter de fumer, il faut que vous vous saturiez de nicotine pour être rassasié sinon vous aurez toujours cette impression d'insatisfaction permanente comme je l'ai eu avec mon épopée de premier vapoteur.

Donc, si vous fumez un paquet par jour, alors il vous faut au minimum 20 mg de nicotine, mais il vaut mieux viser les 36 mg pour être tranquille. On pourrait croire qu'en augmentant la dose, on

devient plus accro à la nicotine et je répondrais :
« Et alors ?».

C'est parce qu'inconsciemment, vous pensez que
la nicotine est dangereuse alors qu'elle ne l'est
pas. Le seul danger de la nicotine est sa capacité
d'addiction, mais s'il faut interdire les produits
addictifs, alors interdisez aussi le café ou le
chocolat.

Interdisez le café dans une ville pendant une
journée et vous aurez des émeutes. Ensuite, ce
risque de dose supérieure de la vape n'existe pas
grâce au phénomène d'ingestion de la nicotine
dans l'organisme.

En termes clairs, la nicotine est une petite
merveille dans le sens où quand vous en
consommez trop, alors votre corps va réagir avec
des symptômes d'overdose pour vous dire
d'arrêter. Ces overdoses ne sont pas un problème,
car cela inclut des nausées et des maux de tête et
la difficulté de vaper plus de nicotine.

Laissez passer quelques heures et l'overdose
disparaîtra. Cette capacité de la nicotine indique
que le fumeur va toujours avoir la bonne dose de
nicotine, ni plus, ni moins.

Donc oui, la cigarette électronique vous permet d'arrêter de fumer, mais vous ne pouvez pas baisser votre taux de nicotine dans le temps. Non seulement, c'est physiquement impossible, mais une grande partie de la communauté de la vape pense qu'ils baissent leur taux de nicotine.

Je le répète, c'est impossible. La dose de nicotine dans les fioles est davantage une indication commerciale et pour avoir une idée générale. Cela n'indique absolument pas votre niveau d'addiction.

Si quelqu'un vape des fioles de 20 mg de nicotine tandis que vous, vous vapez des fioles de 3 mg, alors votre addiction à la nicotine n'est pas plus faible. Car déjà, chaque personne possède un niveau d'addiction qui lui est propre. Comme je l'ai dit, une personne, fumant 10 clopes, peut être plus accro qu'une autre qui fume 3 paquets.

Pourquoi vaper une fiole de 20 mg et une autre à 3 mg est identique en théorie ? À cause de la quantité de liquide que vous consommez par jour.

C'est comme le café, vous avez peut-être l'habitude de boire 3 tasses, 5 tasses ou même un litre de café par jour (*moi, c'est environ de 2 litres*). Et je bois toujours ces deux litres depuis des années. Il peut y avoir un peu moins ou plus, mais cela reste stable.

Une fiole de 10 ml à 20 mg de nicotine ne contient pas 20 mg, car c'est 20 mg par millilitre. Cela signifie que cette fiole contient 200 mg de nicotine au total. Si la personne vape 4 ml de cette fiole par jour, alors cela signifie qu'elle a besoin de 80 mg de nicotine par jour.

Et l'autre personne, qui vape du 3 mg, si elle vape 26 et quelques poussières de ml de liquide à 3 mg, alors sa consommation est également d'environ de 80 mg par jour. La dose quotidienne ne change pas, seule la quantité de liquide est importante.

Donc, si quelqu'un vous dit « qu'il est à 3 mg » en ayant l'air satisfait, demandez-lui sa consommation de liquide par jour et ensuite, vous verrez si son addiction à la nicotine a baissé ou non. Et je parierais que ce sera non. Car ceux qui vape du 3 mg utilise le tirage direct (DL), donc, ils consomment automatiquement plus de liquide.

Qu'est-ce que ça a avoir avec la TPD ? C'est lié directement. Au début de son sevrage avec la cigarette électronique, vous devez saturer le fumeur de nicotine pour qu'il abandonne la tueuse. Et au fur et à mesure, il trouvera sa propre dose ainsi que son style de vape avec du tirage indirect ou direct.

En gros, il ne faut pas avoir peur de lui balancer un shot de nicotine dans la gueule. Le gros problème de la TPD est qu'elle a limité les doses de nicotine disponibles. Avant la TPD, en Europe, on pouvait acheter des liquides à 3, comme à 18 ou même à 36 mg de nicotine.

Les liquides fortement nicotinés sont nécessaires pour les gros fumeurs, surtout s'ils sont friands de clopes qui arrachent la gueule comme des Gitanes ou du tabac turc. Vous ne pourrez jamais le faire quitter avec vos 3 ou 6 mg de merde !

Comme la TPD est une directive, alors cela signifie que chaque État membre va créer une loi qui reflétera plus ou moins cette directive. Elle a beaucoup d'articles, mais je vais en lister les principaux :

- La dose maximale de nicotine est 20 mg

- Les liquides nicotinés ne doivent pas dépasser les 10 ml

- Interdiction de vendre la vape aux mineurs

- Les Vape shop sont interdits aux mineurs

- Tous les e-liquides en Europe doivent passer un test de certification, approuvé par un laboratoire

On peut comprendre l'interdiction aux mineurs et la vape n'avait pas attendu la TPD pour l'interdire. Mais ce sont les deux premiers et le dernier article qui vont détruire la vape. Comme le taux de nicotine ne peut pas dépasser les 20 mg, alors vous excluez automatiquement les gros fumeurs, qui ont besoin d'une dose massive de nicotine.

On peut le contourner en donnant simplement plus de liquides. Mais cela implique un prix et donc, la cigarette électronique est automatiquement exclue pour les pauvres. Ensuite, le fait de limiter les fioles à 10 ml est sans doute l'une des plus grandes stupidités de l'Union Européenne.

Car cela a permis aux marques de liquide, notamment en France, de monter artificiellement les prix de ces liquides, mais surtout, cela a augmenté les déchets du plastique. En effet, pour contourner cette limitation, la vape a utilisé ce qu'on appelle du *DIY (Do It Yourself)* prêt à l'emploi.

À ne pas confondre avec le vrai DIY qui consiste à créer ses propres liquides dont je suis un grand partisan. Le principe du DIY prêt à l'emploi est que comme ce sont des fioles nicotinés qui sont interdits, alors on va les contourner avec ce qu'on appelle des *Shortfills*. [20]

Un Shortfill est un liquide à 0 mg de nicotine et il est disponible en 30, 50 ou même 100 ml. Vous achetez cette fiole, ensuite, vous achetez ce qu'on appelle des *Boosters*, qui sont simplement des liquides neutres à 20 mg de nicotine et vous les ajoutez à votre Shortfill pour avoir un liquide nicotiné.

Ainsi, pour avoir un Shortfill de 50 ml à 3 mg de nicotine, vous versez dedans un booster de 10 ml à 20 mg, ce qui vous donne 60 ml au total et un taux de nicotine de 3 mg. C'est simplement un vide juridique, mais qui était nécessaire pour contrer la stupidité de la TPD.

Mais cela signifie aussi que si vous voulez faire une grosse réserve de liquide, alors vous achetez 200 ou 300 ml de liquide et donc, vous devez utiliser 3, 4 ou même 10 fioles de booster pour avoir le taux de nicotine désiré.

Et on estime que les déchets de plastique, à cause de ces fioles, ont littéralement explosé depuis 2016. Et pendant ce temps, cette salope d'Union Européenne nous dit que sa priorité est de lutter contre les déchets en plastique !

En France à l'époque de la TPD, il y avait *Marisol Touraine* qui était Ministère de la santé. Et comme toute la classe politique française est eurolâtre et servile à souhait, elle a juste copié-collé la TPD pour l'appliquer en France sans se préoccuper des vapoteurs.

Cette TPD aurait pu être bien pire avec des taxes et l'interdiction des arômes sans un pays qui est aujourd'hui le plus pro-vape au monde avec le Royaume-Uni.

Ce sont exclusivement les parlementaires britanniques qui se sont battus d'arrache-pied pour que la TPD soit plus ou moins potable sinon je ne serais pas en train d'écrire ce livre, car l'Union européenne aurait détruit la vape et je fumerais encore.

Les Français, que ce soit la communauté, les professionnels et les pseudo-associations se sont couchés, ventre à terre.

Car ils n'ont aucune emprise sur la Commission Européenne. Ce n'est pas en protestant en France qu'on peut changer quelque chose, car il faut aller faire du lobbying massif à la Commission européenne.

Sur le plan idéologique, l'UE est un totalitarisme marchand. Son seul objectif est de permettre le commerce sans frontières en privilégiant les plus gros. C'est pourquoi, elle est une fan absolue des normes.

La norme peut être une bonne chose, pour des situations exceptionnelles. Par exemple, si vous achetez une boite de conserve, vous voudriez bien savoir son apport de calories, s'il y a des normes allergènes ou autre.

En revanche, l'UE est spécialiste des normes inutiles et totalement bureaucratiques. Sa machine à normes est uniquement conçue pour détruire les petits et engraisser davantage les gros. Et c'est exactement ce qui s'est passé avec la TPD quand elle est entrée en vigueur en 2016.

Désormais, tous les liquides en Europe doivent avoir une certification, indiquant qu'ils sont sans danger pour la santé. On peut arguer que c'est une bonne chose, mais est-ce que c'est nécessaire ?

Et on peut répondre à cette question en regardant si avant la TPD, il y avait des personnes qui sont mortes ou tombés malades en vapant des liquides non européanisés ? La réponse est zéro.

Mais vous avez aussi des nouvelles normes de flacon, ce dernier doit avoir une résistance d'ouverture pour les enfants, les étiquettes contenant le message en gros et clair que la nicotine est une substance addictive avec une tête de mort, bien comme il faut.

J'attends toujours le même signe sur les cafés vendus dans le commerce ! Comme chaque liquide doit être certifié, alors cela peut monter à des dizaines de milliers d'euros pour un seul fabricant. J'ai discuté avec 3 artistes indépendants d'e-liquide qui, aujourd'hui, ont dû quitter le secteur de la vape à cause des coûts exorbitants.

Avant 2016, les liquides français étaient les numéros 1 en Europe, aujourd'hui, ils sont 6e après les États-Unis, le Canada, l'Angleterre, la Malaisie et l'Italie. Un artiste indépendant est souvent une personne seule qui fabriquait ses propres liquides dans sa maison.

Il les mettait en bouteille, posait les étiquettes et démarchait les boutiques de vape. Ainsi, *Bernard* dans le Département du Nord m'explique :

« C'était très difficile, mais c'était génial en même temps. J'arrivais à dégager un revenu confortable de 2014 à 2015. Quand la TPD est arrivée, alors il fallait que je débourse 2500 euros par liquide au minimum et la certification est une énorme arnaque.

Chaque laboratoire et organisme va te donner des prix différents. Donc, parfois, tu débourses 700 euros pour commercialiser un liquide et parfois, c'est 7000 selon la gueule du client.

Avant de faire mes propres liquides et les vendre, j'étais au RSA avec une formation de boulanger.

2500 euros était inaccessible pour moi. Le secteur de la vape te paraît cool de l'extérieur, mais de l'intérieur, c'est une fosse puante. Car oui, on peut blâmer l'Union Européenne, la TPD et tout le tintouin, mais il y a des acteurs de la vape qui se sont engraissés comme des porcs avec cette TPD en ayant un monopole absolu sur les liquides en France. »

Un témoignage qui est confirmé par *Louise* qui a d'abord travaillé comme commerciale chez un fabricant de liquide avant de se lancer à son compte en 2013 :

« On était les premiers dans ce secteur et j'avais demandé des prêts à droite et à gauche pour lancer ma marque de liquide. Ça s'est cassé la gueule 2 mois après l'entrée en vigueur de la TPD. On a eu une véritable mafia qui s'est mise en place.

Dans les liquides, vous avez des pseudo-liquides Premium et des liquides plus génériques. Par exemple, un liquide comme l'Heisenberg, le PinkMan ou le Red Astaire ne coûte rien à produire. En fait, en France, un 1 litre de concentré d'Heinsenberg coûte moins de 10 euros à produire.

En revanche, les liquides Premium sont plus chers. Car ils utilisent des arômes et des molécules plus chers. L'arnaque a été d'égaliser les prix, à la fois des liquides génériques et des Premium. C'est pourquoi, tous les liquides en France sont quasiment au même prix.

L'entente sur les prix est illégale en France, mais cela ne les a pas empêchés de le faire. L'arnaque se situe sur le fait que comme les liquides génériques sont les plus vendus, alors ils ont empoché des marges énormes. Tandis que les liquides Premium, ils ne représentent que 2 % des ventes totales en France.

En 2018, il n'y avait quasiment plus d'artiste indépendant de liquide, tout le monde a été décapité par la TPD et par la complicité des fabricants français. Ils ont eu le monopole et c'est pourquoi, vous n'avez qu'une vingtaine de grosses marques de liquides actuellement en France au lieu des centaines qu'il y avait, avant 2016.

Nous, on a fermé rapidement boutique et j'ai quitté définitivement la vape que ce soit en tant que professionnelle et consommatrice. Et quand aujourd'hui, ils viennent nous dire qu'ils défendent les vapoteurs, j'ai envie de leur cracher à la gueule ».

Le même désabusement chez *Nathan* qui était vendeur dans une boutique de vape :

« Je n'étais pas dans la fabrication des liquides au niveau professionnel, mais j'étais un grand amateur de DIY. Avant 2016, on pouvait acheter notre propre nicotine, nos propres arômes et on pouvait faire ce qu'on voulait.

Cette créativité était un avantage sur le secteur, car toutes les recettes des passionnés étaient disponibles gratuitement. Les fabricants pouvaient s'en inspirer pour renouveler leur catalogue en suivant les dernières tendances de saveur dans la communauté.

Après la TPD, tout s'est terminé brutalement du jour au lendemain. Il est impossible d'acheter de la nicotine, contrairement à l'Angleterre et aux États-Unis, pour les arômes, il n'y a plus aucun vendeur en France. Si vous voulez des arômes, vous devez aller sur des sites britanniques comme ChefsFlavours

Ça a été un désastre. Aujourd'hui, sur le marché, il ne reste que des liquides, recyclés encore et encore avec du babillage marketing et nous avons énormément perdu au change. Des liquides canadiens ou britanniques surpassent maintenant les liquides français.

C'est normal, leur communauté du DIY est encore florissante tandis que le secteur français est moribond. Pour moi avec le recul, la France était la meilleure dans le secteur de la vape avant 2016 et on s'est couché comme des vers de terre face à l'Union Européenne et on a tout perdu. »

Ces témoignages peuvent sembler assez négatifs, mais c'est la réalité du terrain (*ces témoignages datent de 2020*). Mais la TPD n'a pas encore dit son dernier mot. Car la TPD actuelle est la version 2.0, la version 1.0 n'a jamais été ratifié.

Et en 2021, on aura le processus de la TPD 3.0 qui va décapiter la vape une fois de plus en s'inspirant du modèle américain. Il y a encore très peu d'informations sur cette TPD 3.0, car en 2016, les rosbifs avaient fait un tapage de tous les diables.

Cette fois, ils vont s'assurer de la voter la plus discrètement du monde en mettant les États membres devant le fait accompli.[21] Dans les rares informations qui sont sortis, on a des taxes sur la vape, mais aussi une interdiction des arômes dans tout l'espace européen ainsi que celle des Mod, pouvant accueillir des accus.

Dans le même temps, l'UE veut décapiter la vape avec une tenaille comme le dirait *De Funès* en dévoilant le plan européen pour battre le cancer.[22] Et dans ce plan, on apprend que l'UE veut :

- Classer les produits de vapotage comme des produits du tabac

- Un emballage neutre

- Une interdiction complète des saveurs

- Une taxe supplémentaire sur les produits de vapotage

- D'autres restrictions sur la publicité

- D'autres restrictions sur la promotion

- D'autres restrictions sur le parrainage

- D'autres restrictions sur Internet et les réseaux sociaux

- Une interdiction de vapoter dans les espaces extérieurs conformément à l'interdiction de fumer

- Réprimer d'une manière ou d'une autre les ventes aux mineurs qui sont déjà illégales

- «Mieux faire appliquer la législation» sur les campagnes de renoncement au tabac

- Implémentation d'un système de suivi et de traçabilité

Bienvenue dans l'UERSS !! J'adore surtout la dernière avec un système de suivi et de traçabilité. Une puce dans ton cul parce que tu vape ! Et ce plan européen pour battre le cancer est une abomination parce que c'est une loi alors que la TPD est une directive.

Comme vous n'avez pas fait « bureaucratie » en deuxième langue, je vais vous expliquer. Une directive est transposable dans des lois nationales. En France, on n'obéit pas à la TPD, mais à sa version locale qui est une loi nationale.

En revanche, le plan européen pour battre le cancer est une loi européenne au même titre que les articles des traités. C'est-à-dire qu'elle est supérieure aux constitutions des États membres et toutes les autres lois nationales.

L'UE sait que la TPD 3.0 va être combattu et on peut penser qu'elle envoie deux missiles en même temps afin de s'assurer que d'une manière ou d'une autre, la vape soit détruite en Europe. Et on voit que l'interdiction des saveurs est l'une des grosses batailles des anti-vapes.

Pourquoi ? Dans la description du sevrage des fumeurs, j'ai dit que le taux de nicotine est important, mais ce n'est pas ce qui vous fait quitter la clope.

Quand on est fumeur, alors on respecte un rituel. Le fait de sortir une clope, de la mettre aux lèvres, de l'allumer, de tirer la première bouffée, d'avoir le petit picotement divin dans la gorge, tout est important dans ce rituel.

C'est pour ça que la cigarette électronique a marché. Parce que si le seul problème du fumeur était son manque de nicotine, alors la gomme ou les patchs à la nicotine suffiraient alors que ce n'est pas le cas (*on en parle dans le chapitre sur la science et la cigarette électronique*).

Les premières cigarettes électroniques étaient ce qu'on appelait des *Cigalikes*, ça ressemblait exactement à une clope sauf que c'était électronique. Bon, le goût était dégueulasse et l'absorption de la nicotine était à chier, mais il faut bien commencer quelque part.

Ensuite, le secteur s'est beaucoup amélioré et aujourd'hui, dans les kits pour débutants, on recommandera des Pods ou AIO (*All in One*) tandis que ceux qui font du reconstructible ont également une pléthore de choix.

Notez également que ceux qui font du reconstructible, sont souvent des fumeurs qui avaient l'habitude de rouler leur propre clope.

On est encore dans le rituel et le fait de bidouiller des résistances, de les créer, d'utiliser le coton, de l'insérer délicatement pour éviter un *Dry Hit*

(Quand vous vapez du coton qui est sec, une expérience à ne jamais tenter).

C'est tous ces rituels qui fait que la vape est efficace et non uniquement la nicotine. Et dans ce rituel, les saveurs sont cruciales. En général, pour un fumeur, on recommande un liquide « tabac » ou « classique » comme on dit dans le milieu.

Il faut rappeler au fumeur la saveur du tabac et ensuite, il peut se diriger vers les deux autres principales catégories de saveur qui sont le fruité ou le gourmand. Et je pense que je n'ai pas besoin de préciser qu'un liquide de tabac n'a pas une seule particule de tabac.

C'est juste un arôme. C'est comme quand vous achetez un extrait de vanille, il n'y pas de vanille dedans, juste un arôme de synthèse qui ressemble à l'odeur naturelle de la vanille. Habitant à Madagascar, je peux vous en parler de la vanille naturelle !

Et donc, si vous supprimez les arômes, alors déjà, vous excluez la majorité des fumeurs, qui voudraient essayer la vape, mais aussi les autres. Honnêtement, si je n'arrive pas à avoir mes arômes, alors je pense que je retournerais à la clope.

Et c'est ce que veut l'Union Européenne et les Lobbys qui sont derrière pour créer autant de lois que possible pour dégoûter de la vape. Ils n'ont pas la capacité de faire disparaître la vape, mais ils veulent la rendre aussi difficile que possible pour qu'on reste ou qu'on retourne à la clope. Mais c'est qui, « ils » ?

On en reparle dans d'autres chapitres… Car il est temps de parler de ce que dit la science et la cigarette électronique et c'est un gros morceau.

Que dit la science sur la cigarette électronique ?

On a l'émergence de la cigarette électronique, les premières législations qui veulent la décapiter, mais que dit la science et la médecine. On en parlera davantage dans le chapitre dédié sur les raisons de l'anti-vape dans le monde, mais il faut comprendre que la vape est un produit de l'innovation pure.

Elle n'a pas été inventée par la médecine, la science ou le gouvernement. Ce sont des gens, normaux, avec des connaissances dans certains domaines qui ont fait de la vape ce qu'elle est aujourd'hui. C'est parti du bas pour aller vers le haut.

Ensuite, il faut aussi comprendre qu'une grande partie de la science est corrompue. Des études bidonnées, faites à l'arrache avec des objectifs idéologiques plutôt qu'objectifs. J'ai écrit un ouvrage entier sur la corruption et la servilité de la science, «*Science corrompue et servile*».[23]

C'est pourquoi, il est difficile de distinguer des vraies études, avec un échantillon assez robuste et qui utilise des conditions proches de la réalité. L'une des pires techniques des scientifiques véreux est de soumettre la vapeur de la cigarette électronique à des conditions extrêmes, juste pour voir l'effet qu'ils recherchent.

Par exemple, j'ai vu ~~une pétasse~~, une scientifique qui testait une cigarette avec une résistance proche de 1 ohm et qui utilisait une puissance de 100 watts ! Les vapoteurs comprendront. Avec une telle configuration, vous allez assécher le coton et en fait, elle brûlait entièrement le coton et disait que les émanations de la fumée étaient dangereuses pour la santé.

Depuis 3 ans que je m'intéresse à la vape, je ne pensais pas que la science pouvait être aussi putréfiée. Mais laissons de côté les vapeurs nocives de ces blouses blanches tâchées de dollars et parlons peu, mais parlons vrai.

Le rapport de la Public Health England (PHE)

La *Public Health England* est une organisation britannique qui se charge d'évaluer les décisions scientifiques dans le domaine de la science et de la santé. C'est davantage le bras armé de la communication qui résume ce que font les différentes agences de santé au Royaume-Uni.

Elle est très efficace dans sa communication, mais elle fait aussi sa propre évaluation. En 2015, elle publie un rapport qui sera explosif dans tous les sens du terme.[24] La plupart des vapoteurs vont citer ce rapport pour dire que la cigarette électronique doit être encouragée pour arrêter de fumer.

Et les anti-vape vont dire que c'est juste un argument marketing. Eh bien non, ce n'est pas juste de la communication, vous ne communiquez pas dans un rapport qui fait 113 pages ! De plus, c'est une organisation publique, qui n'est ni financée par Big Tobacco, ni par Big Pharma, ni par les aliens, ni par les Illuminatis.

Ce sont les contribuables britanniques qui payent et cela nous amènera à la compréhension pourquoi le Royaume-Uni est pro-vape tandis que les États-Unis contre. Petit indice, le premier est beaucoup moins corruptible que le second.

Donc, ce rapport a évalué toutes les études scientifiques, qui respectaient un bon échantillon et de bonnes méthodes. Il s'est beaucoup concentré sur les études toxicologiques. Car pour évaluer scientifiquement la vape, il faut deux analyses.

La première est si c'est dangereux sur le plan toxicologique. Est-ce que les émanations peuvent poser un problème. Et ensuite, est-ce que cela permet d'arrêter de fumer. Le message de la Public Health England est clair dans le sens où elle dit que la cigarette électronique est 95 % moins dangereuse que la clope.

Et elle n'a pas fait ça au doigt mouillé, elle a regardé la littérature scientifique et elle en tire sa conclusion après avoir évalué 798 études scientifiques. C'est sans doute le rapport le plus important et le plus robuste.

Le rapport se résume en 8 points.

1. Les fumeurs qui ont essayé d'autres méthodes pour cesser de fumer sans succès

pourraient être encouragés à essayer les e-cigarettes (EC) pour arrêter de fumer et devrait aider les fumeurs utilisant la CE à cesser de fumer en leur offrant un soutien comportemental.

2. Encourager les fumeurs qui ne peuvent ou ne veulent pas arrêter de fumer à passer à la CE **pourrait contribuer à réduire les maladies, les décès et les inégalités en matière de santé liés au tabagisme.**

3. **Rien n'indique que les CEs compromettent le déclin à long terme de la consommation de cigarettes ou le tabagisme chez les adultes et les jeunes,** et peut en fait y contribuer. Malgré une certaine expérimentation de la CE chez les non-fumeurs, la CE n'en attire que peu de personnes qui n'ont jamais fumé pour consommer régulièrement de la CE.

4. Des études récentes soutiennent les conclusions de la revue Cochrane selon lesquelles **la CE peut aider les gens à arrêter de fumer et réduire sa consommation de cigarettes.** Il existe

également des preuves que EC peut encourager l'abandon du tabac ou la réduction de la consommation de cigarettes, même parmi ceux qui n'ont pas l'intention de quitter ou de rejeter un autre soutien. Des recherches supplémentaires sont nécessaires dans ce domaine.

5. Lorsqu'elles sont utilisés comme prévu, **les CE ne présentent aucun risque d'intoxication à la nicotine pour les utilisateurs**, mais les e-liquides doivent être dans un emballage «à l'épreuve des enfants». La précision de la teneur en nicotine ou l'étiquetage ne soulève actuellement aucune préoccupation majeure.

6. Il y a eu un glissement général vers la perception erronée de CE nocif comme la cigarette au cours de la dernière année contrairement à **l'estimation actuelle des experts sur le fait que l'utilisation de la CE est environ 95 % plus sûre que le tabagisme.**

7. Tout en protégeant les enfants non-fumeurs et en garantissant les produits sur le marché sont aussi sûrs et efficaces que possible sont des objectifs clairement importants, de nouvelles réglementations actuellement prévu devrait également maximiser les possibilités de santé publique de la CE.

8. Une vigilance et des recherches continues dans ce domaine sont nécessaires.

Ce rapport a été publié en 2015, mais ses conclusions n'ont pas changé d'une virgule depuis 6 ans. C'est ce qui se passe quand on fait des études sans l'idéologie et la corruption qu'on voit systématiquement en science. En fait, à chaque fois qu'une étude est faite dans de bonnes conditions, elle confirme les conclusions de ce rapport.

La méta-analyse de Cochrane

Notre seconde preuve de l'efficacité de la cigarette électronique vient de Cochrane, une organisation britannique. Cochrane est sans doute l'une des entités les plus réputées dans le domaine médical, car son approche permet de supprimer automatiquement la corruption et les études faites à l'arrache.

En science, quand on veut être sûr d'une chose, il faut attendre énormément d'années. Et Cochrane privilégie des méta-analyse s'étalant sur plusieurs années. Elle est financée à la fois par le gouvernement britannique et américain.

Une méta-analyse est une étude qui regroupe toutes les études qui ont été faites sur un sujet donné. On regarde ce que disent toutes ces études et on en tire une conclusion. À une époque, la méta-analyse était ce qui se faisait de mieux en science.

Sauf que quand vous empilez des études pourries, alors votre conclusion sera aussi pourrie. C'est pourquoi, on peut apprécier les méthodes d'inclusions de Cochrane qui regardent les études les plus solides.

Ce qui fait la beauté de l'analyse de Cochrane est qu'elle va prendre un sujet et ensuite, elle va constamment regarder les nouvelles études, qui sortent sur ce sujet, à intervalle régulier.

Ainsi, son analyse sur la cigarette électronique et le sevrage tabagique a commencé en 2012, elle l'a mis à jour respectivement en 2014, 2016 et 2020.[25] Cela fait depuis quasiment 9 ans que Cochrane dit la même chose sur la cigarette électronique.

Qu'elle permet d'arrêter de fumer, mais évidemment, il faut des soutiens médicaux comme le suivi par des médecins. Dans la revue datant d'octobre 2020, Cochrane a inclus ainsi 50 études sur le sujet. Voici les principales conclusions de son rapport :

Arrêter de fumer entraîne une réduction des risques de contracter un cancer du poumon et d'autres maladies. Mais beaucoup de gens ont du mal à arrêter. ***Nous voulions savoir si l'utilisation des cigarettes électroniques pouvait aider les gens à arrêter de fumer*** *et si les personnes les utilisant à cette fin ressentaient des effets indésirables.*

Nous avons recherché des études portant sur l'utilisation des cigarettes électroniques pour aider les gens à arrêter de fumer.

Nous avons recherché des essais contrôlés randomisés, dans lesquels les traitements que les gens recevaient étaient décidés au hasard. Ce type d'étude fournit généralement les données probantes les plus fiables des effets d'un traitement. Nous avons également recherché des études dans lesquelles tout les participants recevaient un traitement par cigarettes électroniques.

Nous souhaitions déterminer :

- combien de personnes arrêtaient de fumer pendant au moins six mois; et

- combien de personnes avaient des effets indésirables.

Nous avons inclus des études ayant porté sur les habitudes tabagiques pendant au moins six mois, ou ayant fait état d'effets indésirables pendant au moins une semaine.

Nous avons trouvé 50 études sur 12 430 adultes qui fumaient. Les études ont comparé les cigarettes électroniques avec :

- des thérapies de substitution nicotinique (TSN), tels que les patchs ou les chewing-gums ;

- la varénicline ;

- des cigarettes électroniques sans nicotine ;

- un soutien comportemental, tel que des conseils ou une aide psychologique ; ou

- l'absence de soutien, pour arrêter de fumer.

Certaines études ont également testé l'utilisation conjointe de TSN et de cigarettes électroniques.

Les études ont eu lieu aux États-Unis (21 études), au Royaume-Uni (9), en Italie (7), en Australie (2), en Nouvelle-Zélande (2), en Grèce (2), et une étude dans chacun des pays suivants: Belgique, Canada, Pologne, Corée du Sud, Afrique du Sud, Suisse et Turquie.

Les personnes ayant arrêté de fumer pendant au moins six mois en utilisant des cigarettes électroniques à base de nicotine sont probablement plus nombreuses que celles ayant utilisé une TSN (3 études ; 1498 personnes) ou des cigarettes électroniques sans nicotine (3 études ; 802 personnes).

Les cigarettes électroniques à base de nicotine pourraient aider plus de personnes à arrêter de fumer que l'absence de soutien ou le soutien comportemental seul (4 études ; 2312 personnes).

Pour 100 personnes utilisant des cigarettes électroniques à base de nicotine pour arrêter de fumer, 10 sont susceptibles de réussir à arrêter, contre seulement six personnes sur 100 utilisant une thérapie de substitution nicotinique ou des cigarettes électroniques sans nicotine, ou quatre personnes sur 100 en l'absence de soutien ou un soutien comportemental seul.

Nous ne savons pas s'il existe une différence entre le nombre d'effets indésirables provoqués par les cigarettes électroniques à base de nicotine et ceux provoqués par les cigarettes électroniques sans nicotine, la TSN, l'absence de soutien ou le soutien comportemental seul. Un nombre aussi faible d'effets indésirables, y compris des effets indésirables graves, a été signalé pour tous les groupes.

Les effets indésirables les plus souvent rapportés avec les cigarettes électroniques à base de nicotine étaient l'irritation de la gorge ou de la bouche, les maux de tête, la toux et les nausées. Ces effets s'atténuaient avec le temps, alors que les gens continuaient à utiliser les cigarettes électroniques à base de nicotine.

Donc, quand vous avez des crétins qui vous disent qu'ils ne jurent que par des « études randomisées », alors on peut dire qu'ils seront servis. Pour moi, cette analyse de Cochrane est bien plus précieuse, car elle dit plusieurs messages.

Le premier est que si on fait correctement son boulot, on trouve que l'e-cigarette permet effectivement d'arrêter de fumer. Le problème de la plupart des études pourries, est que les auteurs sont moisis jusqu'au trognon.

C'est-à-dire qu'avant même de faire l'étude, ils sont persuadés que l'e-cigarette est dangereuse et cette mentalité crasse va les inciter à torturer les résultats dans ce sens.

Le second message de Cochrane est que la vape n'est pas une baguette magique. C'est aussi une pique que je lance à tous les vapoteurs sainte-nitouche qui ne jurent que par la cigarette électronique. Car Cochrane trouve une efficacité de 10 %, même si une autre étude, dont on parle plus bas, trouve une efficacité de 14 %.

Cela signifie que **si 100 fumeurs passent à l'e-cigarette, alors 85 au minimum ne pourront pas arrêter**. Il est important que la vape comprenne ses propres limites. Peut-être qu'on augmentera ce pourcentage dans le futur, avec de meilleurs appareils pour absorber la nicotine.

Je vous recommande de lire l'analyse de Cochrane qui est indiqué dans la bibliographie de ce livre. Ses études sont disponibles en plusieurs langues incluant le français et elle propose même une version simplifiée pour ceux qui ne sont pas familiers avec le jargon scientifique.

L'étude de British Medical Journal

Ce n'est pas forcément l'étude qui est la plus connue des vapoteurs, mais c'est l'une des plus importantes en termes d'échantillon. Elle a été faite aux États-Unis et publiée en 2017 (*la date est importante*).[26]

Ce n'est pas un essai randomisé, mais une observation via des recensements de la population américaine. Les études observationnelles sont souvent dénigrées, car il y a des biais. Mais cela dépend de la méthode.

Si vous intégrez beaucoup de personnes et que vous utilisez de bons outils de statistique, alors la preuve de l'effet désiré est aussi robuste que dans un essai clinique. Pour moi, cette étude est même plus importante que celle de Cochrane et du rapport de la PHE.

Ce qui est bien avec cette étude est que les auteurs ont mesuré les effets de la cigarette électronique depuis 2010 jusqu'à 2014. Cette chronologie correspond à l'explosion en popularité de la vape aux États-Unis.

Elle porte sur 160 000 personnes dont 22 000 étaient des fumeurs. Les auteurs ont considéré qu'une personne avait quitté, avec succès, la clope avec la vape, si elle n'avait pas fumé pendant 3 mois. Les résultats de cette étude montrent que :

*Les résultats sur **161 054 répondants** à l'enquête de 2014-2015, **22 548** étaient des fumeurs actuels* et 2136 des fumeurs récents. Parmi eux, 38,2 % des fumeurs actuels et 49,3 % des fumeurs récents avaient essayé la cigarette électronique et 11,5 % et 19,0 % les utilisaient actuellement (tous les jours ou quelques jours).

Les utilisateurs de cigarettes électroniques étaient plus susceptibles que les non-utilisateurs d'essayer d'arrêter de fumer, 65,1% v 40,1% (changement = **25,0%**, intervalle de confiance à 95% 23,2% à 26,9%) et **plus susceptibles de réussir à arrêter de fumer**, *8,2% v 4,8%* (3,5%, 2,5% à 4,5%).

Le taux global d'abandon de la population pour 2014-2015 était significativement plus élevé que celui de 2010-11, **5,6% contre 4,5%** (1,1%, 0,6% à 1,5%), et plus élevé que ceux de toutes les autres années d'enquête (fourchette de 4,3 à 4,5%).

Si vous n'avez pas de doctorat en lecture d'études scientifiques, alors je vous explique ce charabia en termes clairs (*même si je n'ai pas mon BAC*).

Ce qu'il faut retenir est le pourcentage de 25 %. Les auteurs ont regardé des fumeurs qui arrêtaient de fumer par d'autres moyens que la vape et ceux qui utilisaient cette dernière. Sans la vape, on avait un taux de cessation de 40 % tandis qu'avec la cigarette électronique, on montait à 65 %.

C'est supérieur à tous les essais cliniques actuels puisque les meilleures d'entre elles nous donnent une cessation autour de 14 %. L'autre pourcentage crucial est ceux qui ont pu arrêter de fumer, **8,2 %** avec la vape contre **4,8 %** sans.

Cela signifie qu'avec la vape, les fumeurs ont deux fois plus de chances d'arrêter de fumer ! Et cette cessation, 2 fois plus efficace, se retrouvera confirmée par l'essai clinique dont on parle juste après. Cette étude a été publiée en 2017 et quelques semaines plus tard, Big Pharma lançait ses attaques contre la vape.

Les États-Unis, jusqu'à cette étude, grimaçaient face à la vape, mais après cette étude, ils se sont mis en ordre de bataille pour la détruire par tous les moyens. Pourquoi ? Cette étude nous dit que les fumeurs, qui avaient utilisé d'autres moyens de quitter la clope, avaient deux fois moins de chance de réussir.

Et ces autres moyens incluent les patchs et les gommes à la nicotine. Tout d'un coup, le monopole des outils de cessation tabagique par Big Pharma, s'écroulait comme un château de carte face à un outil, qui n'est pas inventé par la médecine et qui est vendu par des grands barbus tatoués dans des Vape Shop, sentant la cannelle et écoutant du Folk Metal (*expérience vécue*).

C'était hors de question que des péquenots, des pue-la-sueurs puissent faire mieux que Big Pharma.

L'essai clinique, montrant une efficacité double de la vape par rapport aux patchs et à la gomme

L'étude précédente, était observationnelle, mais en 2019, un essai randomisé a testé l'efficacité de la vape contre les outils de cessation tabagique traditionnels.[27] L'échantillon est plutôt bon avec 887 participants.

Les auteurs ont donné une cigarette électronique à ces participants et ils leur ont recommandé d'acheter le liquide avec l'arôme et le taux de nicotine de leur choix. L'abstinence a été mesurée sur 12 mois.

Un an plus tard, les participants sont revenus pour raconter leurs expériences, mais souvent, les personnes mentent, donc on a fait aussi un test biochimique pour voir s'ils avaient arrêté de fumer. Et les résultats sont sans appel :

*Au total, 886 participants ont été randomisés. **Le taux d'abstinence à 1 an était de 18,0% dans le groupe e-cigarette, contre 9,9%** dans le groupe de remplacement de la nicotine (risque relatif, 1,83; intervalle de confiance à 95% [IC], 1,30 à 2,58; p <0,001).*

En clair, cela signifie que si vous utilisez des patchs et des gommes à la nicotine pendant 12 mois, alors vos chances d'arrêter la clope sont de 9 % tandis qu'avec la vape, vos chances montent à 18 %. Cela se rapproche des 25 % qu'on avait vu dans l'étude observationnelle précédente.

En fouillant dans l'étude, j'ai découvert qu'ils ont réussi cette cessation tabagique après avoir incité les patients à choisir eux-mêmes leurs arômes et leur taux de nicotine. Au départ, les chercheurs avaient donné l'e-cigarette, mais aussi les arômes et on avait une cessation tabagique de 14 %.

Donc, il faut que les fumeurs puissent choisir librement leurs arômes ainsi que leur taux de nicotine. Si quelqu'un a besoin de 36 mg nicotine, alors ainsi soit-il. Mais même quand ils n'ont pas choisi librement leurs arômes, l'efficacité est de 14 % et donc, elle est toujours supérieure aux patchs et aux gommes.

Donc, je pense que j'ai fourni suffisamment d'études très solides pour prouver que oui, la vape permet d'arrêter de fumer, mais que non, ce n'est pas une baguette magique.

Les gamins fument à cause de la vape

C'est aussi un mythe qui a été créée de toutes pièces par les puritains pour diaboliser la vape. En considérant la vape comme étant « cool », cette dernière serait une passerelle vers le tabagisme. Je ne vais pas citer toutes les études qui infirment cette hypothèse parce que franchement, on n'a pas que ça à foutre.

Je vais juste parler de cette étude de 2019 qui a regardé si c'était vrai.[28] Ils ont regardé l'augmentation de la vape chez les jeunes, mais leur niveau de tabagisme. Leurs conclusions sont sans appel :

*Résultats : Il y a eu une augmentation substantielle de la prévalence du vapotage chez les jeunes à partir de 2014 environ. Les analyses des tendances temporelles ont montré que **la baisse de la prévalence du tabagisme au cours des 30 derniers jours s'est accélérée de deux à quatre fois après 2014**. Indicateurs de taux de tabagisme plus établis, y compris la proportion de tabagisme quotidien les fumeurs parmi les fumeurs des 30 derniers jours, ont également diminué plus rapidement à mesure que le vapotage devenait plus répandu.*

Conclusions : La relation inverse entre le vapotage et le tabagisme était robuste dans différents ensembles de données pour les jeunes et les jeunes adultes et pour le tabagisme actuel et plus établi. *Bien que l'essai de cigarettes électroniques puisse causer une augmentation du tabagisme chez certains jeunes, l'effet global au* *niveau de la population semble être négligeable étant donné la réduction de l'initiation au tabagisme au cours de la période d'essor du vapotage.*

Oui, il y a une augmentation de la vape chez les jeunes depuis 2014. Mais dans le même temps, ils ne fument pas. Si vous pensez que c'est mauvais, alors vous êtes toujours dans ce réflexe inconscient de penser que la nicotine est dangereuse.

Alors oui, les jeunes vont être accro, mais cette étude n'a pas examiné des non-fumeurs qui se sont mis à la vape. Ils ont examiné des jeunes fumeurs qui ont passé à la vape. Et pour être honnête, même s'ils n'ont jamais fumé, je préfère qu'ils vapent tout leur saoul plutôt que de s'envoyer du goudron et du benzène dans la tronche avec la clope !

Cette revue de la littérature scientifique était nécessaire pour vous faire comprendre que si des scientifiques honnêtes testent objectivement la vape avec ses limites, alors on a des résultats très encourageants pour faire baisser le tabagisme dans le monde.

Mais la majorité des chercheurs, spécialisés dans le tabagisme, sont américains et ils sont gangrenés par la corruption de leur Establishment, mais aussi de l'idéologie et du puritanisme américain. Avant de détailler les causes profondes de l'anti-vape actuelle, on va faire un tour pour comprendre les affaires du Diacétyle et de l'EVALI.

Le **Diacétyle, EVALI et Stanton Glantz**

Au cours de sa courte histoire, la vape s'est pris plusieurs pseudo-scandales dans la tronche. On va parler de deux d'entre eux, car vous en avez sûrement entendu parler dans les médias. La première affaire, qui date de quelques années, est celle du diacétyle, ensuite, nous avons l'EVALI qui est cette maladie qui a provoqué des morts aux États-Unis à cause de la vape.

Et on terminera avec une cerise rance sur le gâteau anti-vape en parlant un peu de Stanton Glantz, car parler de vape sans aborder Glantz, c'est comme parler de la défaite de 40 sans parler de Pétain. Glantz nous permettra surtout d'illustrer ce qu'est devenue la science au fil du temps.

L'affaire du diacétyle dans les e-liquides

En juin 2016, une étude publiée dans *Environmental Health Perspectives* estime qu'une majorité des e-liquides sur le marché contient du diacétyle et qu'on « sait » que cette substance est associée à une maladie connue comme le « poumon popcorn » ou bronchiolite oblitérante.[29]

Et tout de suite, le branle-bas de combat médiatique avec des milliers d'articles qui sont écrits en quelques jours que ça y est, tous les vapoteurs vont avoir du poumon popcorn et le nom est suffisant terrifiant pour donner des cauchemars à un cadavre.

Imaginez que vous vapiez un liquide et tout d'un coup, vos poumons commencent à sauter comme du popcorn en vous tuant dans d'atroces souffrances. Tout dans cette étude sent la moisissure à des kilomètres. D'une part, la revue elle-même qui est connue pour ses positions militantes sur l'écologie.

Mais surtout que le diacétyle trouvé était présent en partie infime dans des liquides. Et ils n'ont pas trouvé dans tous les échantillons, mais sur des liquides de 8 marques seulement en États-Unis. En sachant que dans ce pays, on dénombre plus de 250 marques proposant plus de 7700 liquides différents.

Maintenant, j'ai regardé de près cette affaire de diacétyle et son association avec le poumon popcorn et je n'ai rien trouvé de concluant. Cette maladie endommage les poumons en obstruant certaines parties, augmentant la difficulté respiratoire. Mais d'où vient cette association et qu'est-ce que le diacétyle.

C'est une substance chimique qu'on utilise comme un agent aromatisant. À la base, c'est un produit naturel qui est présent dans de nombreux aliments.[30] Son principal rôle est de donner une sensation de « beurre » dans les préparations.

C'est pourquoi, on l'utilisait dans le popcorn industriel pour donner l'impression du popcorn fait maison. En 2002, plusieurs travailleurs dans une usine de popcorn au Missouri tombent malades et l'enquête, diligentée par le CDC, considère que c'est des cas de poumon popcorn.[31] L'usine employait 500 personnes et il y avait 8 personnes qui sont tombés malade.

Cette usine fabriquait du popcorn industriel et dans un premier temps, le CDC n'arrive pas à expliquer les causes de ces maladies. C'est en mesurant la quantité de diacétyle dans la chambre où travaillaient les personnes, qu'ils considèrent que cela pourrait être une corrélation (*et non une causalité*). Le CDC n'indique pas que le diacétyle est responsable de ces malades, mais il recommande une précaution de porter des équipements de protection quand on travaille dans ce type d'usine.

C'est-à-dire que l'affaire, qui a diabolisé le diacétyle, est parti de quasiment rien et aujourd'hui encore, on n'arrive pas à savoir ce qui est arrivé dans cette usine. En sachant que la FDA considère le diacétyle dans la classe *GRAS* (*généralement reconnus comme sûrs*). On a donc un bel exemple de « mille-feuille » scientifique.

On part d'une broutille, juste des soupçons n'ayant jamais été confirmés et on empile étude pourrie sur étude pourrie pour dire que le diacétyle est dangereux pour la santé sans jamais apporter la moindre preuve. Mais pourquoi utilisait-on du diacétyle dans les e-liquides.

Un e-liquide est composé de 4 principaux composants, vous avez le propylène glycol (PG),

la glycérine végétale (VG), la nicotine et l'arôme.
Si vous vapez par exemple un liquide de gâteau,
alors l'arôme de gâteau est composé à son tour de
plusieurs éléments.

Avant cette diabolisation, les fabricants mettaient
du diacétyle dans leurs liquides pour avoir cette
sensation de beurré et rondeur pâtissière,
notamment dans les liquides dit « gourmands ».
Cette affaire est vraiment symptomatique de tout
ce qui ne va pas.

Plutôt que d'évaluer calmement la situation, on a
préféré supprimer la substance sans chercher à
savoir si elle est dangereuse ou non. Aujourd'hui,
il n'y a aucun e-liquide sur le marché qui contient
du diacétyle.

Mais à l'époque, cela avait servi de prétexte aux
fabricants de liquide pour dénigrer les liquides
étrangers, notamment américains et malaisiens.
Comme quoi, ne considérez pas toujours les
professionnels de la vape comme vos alliés.

L'une des principales causes connues et
confirmées du poumon popcorn est une
transplantation de poumon. [32] Pourtant, de
nombreux sites médicaux et même articles

scientifiques continuent de propager le mythe du lien entre diacétyle et poumon popcorn.

Et c'est très facile à prouver que l'un ne provoque pas l'autre. Quand on mesure les niveaux de diacétyle dans de la vapeur (*pas forcément d'e-liquide*), alors on trouve environ 9 microgrammes, mais on en trouve quasiment 200 fois plus dans une autre chose… qui est la cigarette.

En effet, la clope contient 200 fois plus de diacétyle que les liquides incriminés. Et cette substance est présente dans les clopes depuis des décennies. On estime qu'il y a 1 milliard de fumeurs dans le monde avec 7 millions de morts chaque année.

Sur 7 millions de morts et 1 milliard de fumeur, devinez combien sont mort de la maladie du poumon popcorn ? ZÉRO ! Il n'y a aucun. Et c'est ce que dit cette étude de 2014 qui a comparé le niveau de diacétyle dans la clope et celle dans les usines d'arômes et selon les mots même des auteurs :

*Nous avons constaté que **les expositions au diacétyle et au 2,3-pentanedione attribuables au*** *tabagisme dépassent de loin les expositions professionnelles de la plupart des travailleurs des aliments et des arômes.*

*Cela suggère que **les allégations antérieures d'une relation exposition-réponse significative entre l'inhalation de diacétyle et les maladies respiratoires chez les travailleurs de l'alimentation / aromatisants ne sont pas fondées**, car aucune des enquêtes n'a pris en compte ou quantifié l'exposition non professionnelle au diacétyle due à la fumée de cigarette, alors que toutes les cohortes avaient des antécédents de tabagisme considérables.*

*De plus, **comme le tabagisme ne s'est pas révélé être un facteur de risque de bronchiolite oblitérante, nos résultats ne concordent pas avec les affirmations selon lesquelles l'exposition au diacétyle et / ou au 2,3-pentanedione sont des facteurs de risque de cette maladie.**[33]*

On peut dire que cela ne sert à rien de reparler de cette histoire, car il n'y a plus de diacétyle dans les e-liquides actuels, mais c'est pour vous montrer que des scientifiques corrompus peuvent créer des baudruches de mensonges, de triches et de propagande à partir de rien.

En fait, cette affaire un exemple typique de « chasse à l'ambulance ». On fait sembler de trouver un lien entre une substance et une maladie, les avocats, véreux par nature débarquent, les travailleurs deviennent complices pour toucher le pactole et on ruine l'entreprise et le secteur par des dommages et intérêts colossaux.

Mais avec notre seconde affaire concernant EVALI, on monte aux sommets de la corruption avec la complicité manifeste des plus grandes instances américaines.

L'affaire de l'EVALI

Le cas du diacétyle n'a pas vraiment marché pour détruire la vape, en tout cas, pas entièrement. Comme les fabricants ont rapidement supprimé cette substance de leurs liquides, il fallait trouver autre chose.

Mais avant de parler d'EVALI, il est important de parler de l'entreprise Juul, car les deux phénomènes sont associés. Si vous vous intéressez à la vape, alors vous avez sans entendu parler de Juul.

Cette entreprise est l'exemple de la mentalité et de la prédation américaine. Vouloir toujours plus en détruisant tous les autres au passage. S'enrichir le plus rapidement sans se soucier des conséquences et se barrer quand il s'agit de payer les pots cassés. Et dans notre cas, c'est la vape au niveau mondial qui a payé ces pots cassés.

À la base, Juul est parti de deux diplômés de Stanford, *James Monsee* et *Adam Bowen* qui ont fondé une entreprise appelée *Ploom Inc*, en 2007, qui voulait créer un nouveau type de cigarette électronique.[34]

Cette entreprise Ploom va créer un appareil appelé *Pax* qui permet de vaper discrètement du cannabis. En 2015, Ploom devient *Pax Labs* en vendant les droits de ses produits à *Japan American Tobacco*, ce dernier a été l'un de ses premiers investisseurs.

En 2015, Pax Labs introduit la cigarette électronique *Juul* sur le marché. En 2017, Pax

Labs va se scinder en deux et l'entreprise Juul va naître en se focalisant uniquement sur très e-cigarettes à base de nicotine.

Cette e-cigarette va connaître un succès foudroyant pour plusieurs raisons. D'une part, c'est quelque chose de très discret qui ressemble à une clé USB un peu longue. Mais surtout, le taux de nicotine dans ces Juul est largement supérieur à ce qu'on trouve sur le marché.

Cette Juul est ce qu'on appelle un *Pod* en système fermé. Le monde de la vape vous propose différentes cigarettes électroniques. Le Pod en système fermé, semble-t-il a été inventé, ou en tout cas, popularisé par Juul. Vous avez le pod qui est fourni avec une ou plusieurs cartouches.

La cartouche contient déjà du liquide et une résistance. Vous ne pouvez pas remplacer la résistance. Une fois que la cartouche est terminée, vous en achetez une autre. Juul proposait deux taux de nicotine dans ces cartouches, à savoir, 3 et 5 %.

Cela signifie qu'il y avait respectivement 30 mg et 50 mg de nicotine. Ce sont des taux très élevés, réservés aux plus gros fumeurs ou ceux qui ont une très grosse addiction. La norme, forcée par TPD, est de rester autour de 20 mg et la moyenne est de 12 mg en tirage indirect et 3 à 6 mg en tirage direct.

Juul va réussir pour trois raisons. D'une part, il va inventer une nouvelle forme de nicotine, appelée *sels de nicotine*, ensuite son produit est esthétique et très discret et enfin, il va cibler un public qui était interdit par les autres professionnels de la vape, c'est-à-dire les jeunes.

Quand on vape de la nicotine, on a deux options pour le faire aujourd'hui. En premier, on a ce qu'on appelle la nicotine « Freebase » et les sels de nicotine qui sont arrivés avec Juul. C'est quoi la différence ? Ce ne sont pas des « sels » physiques, mais juste la formulation qui est différente.

Dans un liquide de nicotine en Freebase, les molécules de nicotine sont « libres », c'est une forme de nicotine pure et elle a été inventée par les cigarettiers pour augmenter l'addiction.[35] Une grande partie des liquides sur le marché sont en Freebase.

Ce type de nicotine a une absorption lente par l'organisme, autour de 20 à 30 minutes, mais surtout, son « Hit » est plus important. Pour un fumeur, le Hit est l'une des sensations les plus importantes, car c'est ce petit picotement dans la gorge qui donne une impression de satisfaction.

Plus le taux de nicotine est élevée et plus le Hit l'est aussi. Mais il y a un problème fondamental quand vous passez à la vape… votre corps se réveille petit à petit ! En effet, les clopes contiennent des anesthésiants qui expliquent pourquoi vous ne toussez jamais avec la clope.

Ces anesthésiants vont « endormir » les récepteurs de nicotine dans votre gorge et vous permettre de fumer sans interruption pendant des années. Quand vous quittez la clope, alors ces récepteurs vont se réveiller et ils vont devenir pleinement actifs.

Cela signifie qu'ils vont vous faire sentir que vous êtes en train de vaper de la nicotine. Et encore une fois, ce n'est pas un problème pour 95 % des vapoteurs, car ils ont besoin de ce picotement dans la gorge.

Sauf qu'il y des fumeurs qui n'arrivent pas à vaper des taux élevés de nicotine et donc, ils restent dans la clope. L'idée de Juul, très brillante, est de créer une forme de nicotine avec un Hit qui soit faible, mais qui soit élevé dans son taux.

Si un fumeur avait besoin de 20 mg de nicotine, mais qu'il ne supporte pas la Freebase, alors il peut passer aux sels de nicotine où il ne sentira quasiment rien et il aura quand même sa dose. C'est une révolution dans la vape et on peut remercier Juul pour ça, même si c'est une crapule dans le sens capitaliste.

Mais quand Juul est arrivé en 2015, le marché américain de la vape était déjà très structuré. Il y avait des Vape Shops un peu partout, plein de liquides disponibles, donc comment casser ce marché en attirant des nouveaux clients ?

Eh bien, en faisant la promotion de sa Juul auprès du seul public que les professionnels de la vape n'osaient pas toucher, c'est-à-dire les jeunes ! La vape n'a jamais eu besoin de la TPD ou tout autre merde pour la réguler.

Les acteurs de la vape se régulaient très bien dans leur coin. Avant même la TPD, la vape était interdite aux mineurs et fortement déconseillée aux non-fumeurs. Donc, Juul s'est dit qu'il y avait des millions d'adolescents potentiels auxquels il pourrait vendre ses produits.

Et cela a marché, car en avril 2018, la FDA a envoyé des notices d'avertissement sur le fait que Juul avait vendu ses produits à des jeunes et qu'il en avait fait la publicité sur des réseaux sociaux comme Instagram.

Et auprès des jeunes, la Juul a connu un embrasement généralisé. C'est devenu le nouveau produit à la mode et tout le monde voulait l'avoir. Mais on parle ici de taux de nicotine à 50 mg, voir même 60 mg !

Donc, si l'adolescent n'avait jamais fumé de sa vie et qu'il se prenait 50 mg de nicotine dans la tronche, il est évident que l'addiction va arriver très vite. Et c'est là qu'on a parlé du phénomène de Juuling.[36] Le Juuling est d'utiliser une Juul à l'école de façon discrète, mais cela désigne aussi les signes d'euphorie liés à la nicotine.

Un vapoteur et ancien fumeur a rarement ces signes d'euphorie, car comme il a fumé depuis des décennies, il y est habitué. Ce qui fait que le comportement de Juul est criminel, car il fait exprès de promouvoir ses appareils auprès des jeunes pour s'accaparer le marché. Une vraie mentalité de prédation.

Mais la vape américaine est aussi coupable. Car en Juul, elle a vu une « Success Storie » chantée à tue-tête par le rêve américain puisqu'en 2018, l'entreprise Juul était valorisé à 38 milliards de dollars.

De nombreux professionnels de la vape ont défendus Juul alors qu'ils auraient dû l'exclure de la vape en pointant du doigt ses pratiques. Mais business et fric avant tout, tous ces professionnels pensaient qu'ils allaient aussi gagner des milliards et aujourd'hui, ils sont obligés de fermer leurs portes !

On a également le manque de solidarité et de cohésion dans la vape américaine. Ils ont attendu septembre 2019 pour se mobiliser et dire que la vape permettait d'arrêter de fumer.

Même si des organisations comme *Casaa* ou la *VTA (Vapor Technology Association)* ont le mérite d'exister, mais elles ne sont pas assez puissantes, car elles ne sont pas assez soutenus par les professionnels de la vape et on a le même problème en Europe et en France.

De nombreux professionnels américains ont eu les yeux pleins d'étoiles et de dollars face au succès de Juul, mais ils n'ont pas compris que cela a allait les détruire sur le long terme. Et quand on touche aux enfants, alors les Américains réagissent comme des fondamentalistes.

Des organisations foireuses et moisies comme *Parents Against Vaping* ou *Tobacco Free Kids* ont déclenché des attaques massives contre la vape en disant que « leurs pauvres enfants allaient être accros ». Ne blâmez pas sur la vape sur le fait que vous êtes des parents indignes et médiocres !

Juul va populariser le format très compact de la cigarette électronique avec une cartouche et c'est pourquoi il fallait parler de Juul avant d'aborder

EVALI. Aujourd'hui, Juul n'est plus que l'ombre d'elle-même.

Les autorités américaines l'ont mis en pièces et elle croule sous les plaintes par les associations anti-vape foireuses. Mais les dirigeants de Juul ont eu leur pactole. En décembre 2018, *Altria*, fabricant de *Marlboro*, rachète une grande partie des parts de Juul pour 12,8 milliards de dollars.

Et la boucle est bouclée, car depuis le départ, cette entreprise avait eu des liens avec Big Tobacco. Est-ce qu'elle a été créée uniquement pour détruire la vape ? Qui sait ? Un indice est qu'aujourd'hui, les saveurs proposées par Juul sont uniquement le tabac et la menthe…

En août 2019, le CDC rapporte qu'il y a plusieurs cas d'une maladie étrange qui touche les poumons et que toutes les personnes étaient des vapoteurs. Le génocide contre la vape était lancé.

Pendant des semaines, les médias vont s'emparer de cette affaire en estimant que la vape tue, qu'elle transforme vos poumons en bouillie et tout le cirque de prostitution médiatique habituel. Au fil du temps, cette maladie sera appelée

EVALI (*E-cigarette, or Vaping, Product Use Associated Lung Injury*).

Mais assez rapidement, la communauté de la vape se pose des questions toute bêtes (*oui, parce qu'on est con, voyez-vous*) :

- Si la vape provoque cette maladie, pourquoi tous les vapoteurs dans le monde ne sont pas malades ?

- Pourquoi cette maladie reste-t-elle cantonnée aux États-Unis ?

- Pourquoi les vapoteurs américains classiques ne sont-ils pas tombés malades ?

À la fin de janvier 2020, le CDC va publier son rapport final sur cette affaire. Il y a eu 2 668 personnes qui ont eu cette maladie pour 60 morts.[37] Alors, est-ce que c'est la vape ? Ben non, évidemment. Des personnes comme le *Dr Michael Siegel*, spécialiste dans le contrôle tabagique, avaient pointé du doigt les nombreuses incohérences avec cette histoire de maladie liée à la vape.[38]

Dans le même temps que le format de Juul montait en popularité, les États-Unis avaient

aussi une industrie croissante du cannabis. De
nombreux États ont légalisés le cannabis et ce
dernier est très populaire chez les jeunes.

Vous avez des boutiques de cannabis qui vendent
des produits tout à fait corrects même si je ne
vais pas entrer dans le détail de cette légalisation.
Pour être honnête, je m'en fous que des gens se
foutent des concombres dans le cul ou fument
des carottes.

Mais cela ne doit pas détruire le meilleur outil
pour arrêter de fumer que nous ayons jusqu'à ce
jour !

Pendant des années, le cannabis a été illégal et il
est évident que vous aviez beaucoup de dealers
de drogue. Quand une industrie illégale se
légalise, alors vous avez automatiquement les
dealers qui vont passer entre les mailles du filet.

Et c'est ce qui s'est passé avec EVALI. Un outil
de vape peut servir à vaporiser de la nicotine,
mais aussi une autre substance, notamment le
THC qui est le principal composant du cannabis.

Quand le format de Juul est arrivé, alors on a vu des cartouches de THC, compatible avec la Juul, qui ont débarqué sur le marché.

Mais le cannabis coûte cher et comme on a affaire à des dealers de drogue, alors ils ont fait ce que tout dealer qui respecte fait. Ils ont « coupé » les liquides au THC avec une substance et c'est cette dernière qui est responsable de l'EVALI.

Cette substance est la *Vitamine E Acétate* (en français, *Acétate de tocophérol*) qui ne coûte quasiment rien et qu'on peut mélanger avec le THC pour l'épaissir. Cette vitamine E acétate est souvent utilisé dans les crèmes pour la peau parce que c'est un agent épaississant, en gros, c'est de la graisse.

Donc oui, si vous vapez de la graisse dans vos poumons, alors il risque d'y avoir des petits problèmes comme arrêter votre cœur. Il a fallu attendre décembre 2019 pour que le CDC admette que c'est exclusivement cette substance qui a provoqué les maladies.

Pendant des mois, cette organisation vérolée a martelé encore et encore que c'est la vape et la cigarette électronique qui provoquait les morts. Et ce n'est même pas le THC qui en est la cause. Car les principales victimes de l'EVALI sont des jeunes de 18 à 24 ans.

Et comme ce sont des petits cons comme leurs parents… qui sont souvent membres de Parents Against Vaping, alors ils ont acheté les cartouches au THC dans la rue auprès des dealers de drogue ! C'est normal qu'ils aient vapé de la merde.

Le pire est ces petits cons sont aussi des menteurs. Car dans les premiers cas, quand on leur a demandé s'ils avaient ingéré quelque chose au cours des dernières semaines, ils répondaient constamment qu'ils vapaient.

Évidemment, ces crétins n'allaient pas admettre qu'ils vapaient du cannabis acheté auprès de dealers ! Dans certains États américains, le cannabis est encore illégal et si on vous chope avec, alors vous risquez d'aller en taule, mais vous risquez aussi de perdre des aides gouvernementales.

Oui, on va dire qu'ils ont voulu sauver leur peau, mais à cause de leur connerie, c'est toute la vape au niveau mondial qui en a souffert. Les ventes de vape et l'arrivée de nouveaux fumeurs dans la vape se sont effondrés au cours de 2019 et en 2020, le Covid-19 n'a pas arrangé les choses.

De plus, EVALI a donné toutes les munitions à l'administration américaine pour attaquer la vape et elle a fait émerger les pires organisations et associations comme Parents Againts Vaping ou Tobacco Free Kids.

Comme si le fait d'être parent vous donnait une connaissance divine sur la science par magie. Tous les mammifères peuvent faire des enfants ! Aujourd'hui, toutes les études sur EVALI et les déclarations des organisations internationales considèrent toujours la vape et uniquement la vape comme la seule coupable de cette maladie.

Et pendant ce temps, le cannabis est légalisé sans vergogne. La responsabilité du secteur légal du cannabis est également criante dans cette histoire. Car c'est à chaque secteur de nettoyer sa propre merde et d'exterminer les brebis galeuses.

Mais on a vu des relations incestueuses entre des acteurs légaux du cannabis et le monde de la pègre. Et eux, ils peuvent opérer tranquillement, mais un pauvre outil de cessation tabagique est cloué au pilori à cause de petits cons, de politiciens corrompus et de scientifiques véreux.

Et quand on parle de scientifique véreux, alors il faut qu'on s'assoie et qu'on parle de Stanton Glantz.

Stanton Glantz

Stanton Glantz est un professeur de médecine américain à la retraite et c'est sans doute l'une des pires saloperies anti-vape qui existe sur cette planète. C'est une célébrité puisqu'il fait partie des hommes qui ont révélé que Big Tobacco cachait le fait que le tabac provoquait le cancer dans les années 1980 avec les grands procès qui ont suivi.

Il est l'auteur d'un best-seller appelé *The Cigarette Papers* publié en 1996. En 1994, Glantz reçoit deux cartons pleins de documents qui prouvaient que Big Tobacco cachait des preuves depuis des décennies et ce livre est le résultat de l'analyse de ces documents.

Quand la cigarette électronique est arrivée, Glantz a été instinctivement contre. Par pure idéologie, sans jamais regarder les preuves qui s'amoncelaient en faveur de la vape. Et il a commencé à l'attaquer sans relâche depuis 2010.

Et comme il ne pouvait pas attaquer sur les preuves, alors il a commencé à en fabriquer. L'une de ces plus belles pièces montées d'excréments scientifiques est une étude qu'il a publiée en juin 2019 dans la revue *Journal of the American Health Association.*[39]

Dans cette étude, ce crétin et ses acolytes ont regardé l'utilisation de la vape dans la population américaine et ils ont vu qu'il y avait une augmentation conséquente d'accidents cardiaques. Déjà en soi, c'est juste une corrélation et non une causalité.

Il aurait fallu éliminer tous les biais possibles pour avoir une corrélation prouvée et ensuite, confirmer pour la causalité par un essai clinique. Mais on parle ici de Glantz qui est une pure saloperie dans la science américaine.

Quand l'étude a été publiée, les médias se sont déchaînés comme d'habitude, à peine si après la première bouffée, les vapoteurs ne tombaient pas comme des mouches comme John Wayne dans un film de Far West.

Mais les vrais experts, ceux qui savent compter et analyser les statistiques ont vu plusieurs problèmes avec l'étude. De nombreuses données étaient manquantes et on a eu beaucoup de commentaires à la revue pour dire que cette étude puait la merde à des kilomètres.

Après plus de 7 mois de bataille, cette étude a été finalement rétractée par la revue.[40] Mais le mal était déjà fait, dans l'esprit de beaucoup de gens, la vape est associée à l'accident cardiaque et qu'on allait tous mourir.

Mais c'était quoi l'arnaque ? Oh juste une broutille ! **Il y avait bien eu des accidents cardiaques, mais ils se sont produit avant que les personnes commencent la vape…** Je vous laisse imaginer le degré d'idéologie rance et de malhonnêteté pour publier une telle merde.

Je n'ai pas envie de noircir des pages entières sur Glantz parce qu'il n'en vaut la peine. Mais le nombre d'études pourries qu'il a publié est absolument démentielle. Cependant, le pire n'est pas qu'un trou du cul se comporte comme tel, mais que toute la science moderne laisse passer ça.

Le cas de Glantz est un parfait exemple de ce que je disais dans mon précédent livre, *Science corrompue et servile*, la science est devenue une telle bureaucratie, une telle fabrique de parasites que tout le monde peut publier tout et n'importe quoi.

Des études comme celle de Glantz sont la norme et non l'exception, car personne ne prend la peine de vérifier chaque étude. C'est juste un prétexte pour publier et avoir des subventions. De plus, comme Glantz est une star dans la lutte anti-tabagique, il est intouchable.

Et on se retrouve avec le même phénomène de politiciens véreux, qui ont quelques faits d'armes, mais qui savent ensuite qu'ils peuvent tout se permettre. Vous avez des personnes dans la communauté de la vape qui attaquent Glantz pour d'autres raisons, mais je méprise ces pratiques.

Ainsi, Glantz travaillait à *l'UCSF (Université de Californie à San Francisco)* et il y a plusieurs femmes qui ont porté plainte contre Glantz pour harcèlement sexuel.[41] Notre champion a aussi fait des remarques racistes et homophobes lors de conférences, mais pour être honnête, je m'en fous.

C'est des tactiques propres aux gauchistes et à la Cancel Culture qui prédomine. On n'a pas besoin de sortir les culottes sales de Glantz pour le carboniser. Il suffit de l'attaquer sur le plan de la science pour écraser cet insecte.

Dans mon précédent ouvrage, je disais que le principal problème de cette science pourrie est le manque de sanctions. J'estimais qu'à la première fraude avérée, le chercheur doit être expulsé à vie du secteur académique et s'il a reçu une subvention publique, alors il doit la rembourser en intégralité ou aller en prison.

Faites ça et vous nettoyez la science aussi vite qu'une ligne de cocaïne devant la table de Macron.

Mais on peut se demander pourquoi ? Pourquoi les États-Unis sont-ils autant contre la vape ? C'est un outil merveilleux qui peut réduire considérablement le tabagisme dans le monde.

Qu'est-ce qui ne tourne pas au rond chez les Yankees.

Eh bien, c'est l'objet de notre prochain chapitre et ce refus américain est profondément ancré dans le puritanisme qui ruisselle dans toutes les couches de la société américaine, tous domaines confondus.

Puritanisme américain et Haramitude

À la question : Pourquoi de nombreux pays, notamment les USA sont-ils contre la vape ? C'est un outil efficace, qui n'est pas dangereux et qui permet de créer de nouveaux emplois et industries. Les raisons de l'anti-vape sont multiples et on peut en distinguer trois principales.

La première est le puritanisme américain qui infecte toute leur société depuis le 15e siècle. Officiellement, les puritains ont disparu de la classe politique et sociale américaine, mais leurs idées ont largement perduré.

Les Américains, eux-mêmes, sont puritains sans même s'en rendre compte. Il suffit de voir les législations actuelles sur la prostitution, la drogue ou le rapport au sexe. Mais ils ne l'admettront jamais, car l'Amérique veut vendre son roman national de tolérance à l'extérieur et en vantant que c'est une société moderne et progressiste.

La seconde raison, beaucoup plus terre à terre, est le fric. Quand vous achetez un paquet de cigarette, vous pouvez penser que Big Tobacco engrange une grande partie des bénéfices. C'est faux ! Le plus gros bénéfice est pour le gouvernement avec les taxes du tabac.

L'OMS, et on parlera de cette organisation putréfiée plus tard, exige que chaque cigarette soit taxé à 70 % et que ces 70 % soient déboursés par le fumeur, c'est-à-dire vous. Ce fric du tabac, aux États-Unis, prend des formes très particulières et sournoises avec le MSA et ses dérives dont nous parlerons aussi.

Enfin, une autre raison est la stupidité idéologique de la médecine et de la science qui disent non à la vape par pur instinct idéologique. Instinct idéologique qui est inspiré par le puritanisme américain et une idolâtrie de la santé et de la vie à tout prix et la boucle est bouclée.

Dans ce chapitre, nous allons nous concentrer sur le puritanisme américain et ses effets sur toute la société.

Le puritanisme américain

Le puritanisme américain commence officiellement en 1640 en Nouvelle-Angleterre (*région américaine composé de 6 États avec le Vermont, le Massachusetts, le Maine, le Rhode Island, le Connecticut et le New Hampshire*).[42] Déjà petit indice, regardez comment la vape est traitée aujourd'hui, en 2021 et au-delà, dans ces 6 États et disons que vous comprendrez rapidement que les puritains sont toujours là.

Cela commence avec la publication d'un livre intitulé *Holy Commonwealth* par *Richard Baxter*, un prêtre puritain.[43] Ce livre va fonder les principes essentiels du puritanisme américain, notamment que l'Église puritaine américaine distingue les *élus* et les *damnés*.

Seule une petite minorité « régénérée » (*mariage exclusif par endogamie et entre membres de la même famille*) pouvait devenir des membres via des confessions publiques de leur conversion. Les prêtres avaient un pouvoir quasi absolu et les autorités civiles de ces États américains avaient un pouvoir sur l'église.

Au cœur du puritanisme américain, une personne
est mauvaise et remplie de péchés par nature et
seule des expiations sévères et systématiques
pouvaient l'aider à retrouver le droit chemin.
Ainsi, le travail dur et éreintant était considéré
comme étant sanctifié, symbolisé par les valeurs
purement protestantes.

Au 16 et 17e siècles, les règles vont s'assouplir
légèrement et des personnes extérieures à la
minorité non-regénérée vont pouvoir se
convertir. À l'origine, le puritanisme a
commencé en Angleterre sous le règne de la
reine *Élisabeth I* comme une réforme religieuse.[44]

Les premiers puritains estimaient que
l'Establishment élisabéthain était trop politique et
trop catholique. Ils demandaient notamment
qu'on enregistre par écrit toutes les prières
publiques et ils exigeaient aussi de meilleures
sanctions contre les églises et les prêtres qui ne
respectaient pas suffisamment la parole sacrée.

Ainsi, ces premiers puritains voulaient purifier
leur église d'où leur nom qui est resté jusqu'à
aujourd'hui. Cette recherche de purification est

glorifiée à l'extrême dans les discours anti-vape aux États-Unis.

Les puritains ont tenté en vain de réformer l'Église protestante en Angleterre, mais cela marchera moyennement. Sous le règne de *James I* en Angleterre, il y aura une tentative de réconciliation entre les deux camps avec la *Hampton Court Conference*, mais aucune des parties ne sera satisfaite.

C'est surtout l'archevêque *William Laud* qui considérera que la cohabitation n'est pas possible, que l'Église protestante actuelle est impure et qu'il décidera de lancer la migration d'une partie des puritains vers l'Amérique, notamment avec le Mayflower.[45]

Les groupes, qui sont restés en Europe, vont prendre de plus en plus de pouvoir dans les années 1640 jusqu'à 1660, notamment avec la Guerre civile Anglaise. Après cette guerre perdue par le camp auquel les puritains étaient rattachés, ces derniers seront persécutés.

Et donc, on en revient à 1640 où les puritains recréent leur église en Amérique, car c'est une terre de libertés et de tolérances, même pour les plus intolérants. On pourrait se poser la question de pourquoi les Anglais ont voulu les poutrer à la base, peut-être qu'ils avaient de bonnes raisons.

Au cours de leur âge d'or jusqu'au 17e siècle, les puritains ont façonné la société américaine à leur image. Ils accordaient une énorme importance à l'éducation, mais aussi à la santé, via la purification.

Mais on peut se demander quel est le lien du puritanisme américain avec la cigarette électronique ? Avant de le détailler, laissez-moi vous donner un exemple flagrant d'un puritanisme moderne et accepté par tous dans la société américaine qui est leur système de justice.

Quand on regarde cette justice américaine, on se demande s'ils sont juste les pires raclures de la terre ou juste complètement cons. L'Amérique est connue dans le monde pour ses peines de prison qui sont parfois démentielles.

Pour nous amuser, listons un peu les 3 peines de prison les plus longues prononcées aux États-Unis.[46] Le 23 décembre 1994, *Charles Scott Robinson* a été condamné à 30 000 ans de prison, soit 5000 ans pour chacun de ses 6 crimes qu'il a commis (*pédophilie et meurtre*).

Toujours en 1994, *Allan Wayne McLaurin* a été condamné à 10 000 ans de prison pour le viol d'une vieille femme, mais aussi de vol et de kidnapping. Et notre troisième malchanceux, de subir le pire système judiciaire au monde, est *Dudley Wayne Kyzer* qui a été aussi condamné à 10 000 ans de prison pour avoir tué sa femme, sa belle-mère et un étudiant qui se trouvait dans cette maison à ce moment.

La majorité de ces crimes sont assez violents et à la limite, on peut lui infliger la peine de mort ou la perpétuité. Mais pourquoi condamner à des milliers d'années de prison ?

Parce que l'Amérique ne rend pas la justice avec son système, elle veut réformer l'âme de ses délinquants. Comme l'âme est immortelle, alors il est normal de croupir pendant des milliers d'années en prison.

Le rôle de la justice, quand elle n'est pas vérolée par le puritanisme américain, est de demander une réparation des torts à la place de la victime. Dans cette approche, la justice dit à la victime : « En tant que société, nous n'avons pas pu te protéger, donc, nous allons te rendre la justice que tu mérites ».

Donc, la pire des peines doit être la mise à mort. Si l'individu a commis de telles choses qu'il ne mérite plus de vivre en société, on le bute, on jette son cadavre dans un fossé et c'est terminé. Mais pas en Amérique, car le puritanisme va beaucoup plus loin.

Et sur le plan de la santé, c'est assez démentiel et on arrive à un point essentiel que l'Amérique ne comprendra jamais et que l'Angleterre a compris qui est la réduction des risques.

Un autre exemple assez flagrant de l'influence puritaine est la période de la Prohibition, qui a banni la vente, la fabrication et la consommation de l'alcool du 17 janvier 1920 jusqu'au 9 décembre 1933.

Toutefois, il faut remettre la cervoise à qui de droit, car cette prohibition est venue d'une nécessité, à savoir, la beuverie énorme qu'était devenue l'Amérique au début de sa colonisation.[47] En fait, au 18e et 19e siècle, on buvait davantage d'alcool que d'eau, tout simplement parce que cette dernière était souvent insalubre.

Quand l'alcool est devenu un véritable problème au 20e siècle alors que l'Amérique ambitionnait de devenir une nation mondiale, alors les puritains se sont engouffrés dans la brèche en considérant l'alcool comme un démon, capable de détruire la civilisation américaine.

Et quand on fouille un peu, on découvre, par exemple, qu'une organisation appelée *Massachusetts Society for the Suppression of Intemperance* qui était la plus virulente dans ses discours.[48] Et on l'a dit au début, le Massachusetts était l'un des États fondateurs du puritanisme américain.

Ils vont s'engouffrer dans la prohibition, non pour avertir sur les dangers de l'abus de l'alcool, mais bien par pur instinct religieux. Que l'alcool, même une gouttelette, était le symbole de la dépravation de l'être humain et que celui qui en boit doit être sanctionné sans aucune pitié.

C'est la même chose dans des religions comme l'Islam et le Judaïsme. C'est le concept même qui est interdit et cette Haramitude américaine va se poursuivre avec toutes les substances qui sont contre la morale, la bien-séance et les gens civilisés.

La drogue ? Interdite ! La prostitution ? Interdite ! L'alcool ? Interdit ! Et évidemment, le tabac, le mal parmi les maux, Interdit à tout prix. À l'époque de la prohibition, on voit également un accouplement très incestueux et déviant entre le puritanisme et la médecine américaine.

Les principes les plus moisis du puritanisme et de la morale vont infecter les ouvrages de médecine et les médecins par conséquent. Leur mentalité va être façonné par le fait qu'il y a des choses qui doivent rester interdites non parce que Dieu l'a décidé ainsi, mais que c'est mauvais pour votre santé.

Cette intrication douteuse va provoquer deux phénomènes qu'on va voir avec l'évolution de la science occidentale. D'une part, la santé va devenir un autel absolu et intouchable et il faudra tout faire pour la protéger même si on doit sacrifier toutes ses libertés (*je n'ai pas besoin de donner des exemples après 2020*).

Et que cela va provoquer une infantilisation de la population, baignée dans des saunas de bien-être que tout ce que dit la médecine et la science est toujours bien pour vous ce qui est rarement le cas. En 2013, le professeur Didier Raoult écrivait dans le journal *Le Point* :

« Actuellement, des propositions se font jour contre la cigarette électronique, au principe que l'émission de vapeur d'eau entraînerait le goût de fumer chez les non-fumeurs. C'est une approche totalement et uniquement puritaine, qui ne repose sur aucun substrat scientifique et qui traduit le désespoir des puritains à ne pouvoir empêcher les gens d'avoir l'air de fumer. Ayant perdu le substrat scientifique qui justifiait la contrainte, ils espèrent avoir trouvé là le moyen de continuer à faire obéir leurs contemporains.

La médecine n'a pas à servir d'alibi à des puritains qui cherchent essentiellement à contrôler le comportement des autres. Surtout que la coalition d'intérêts commerciaux (les marchands de tabac, de patchs, l'État, les buralistes...) et des puritains risque de mettre en échec la seule arme efficace contre le tabagisme, un fléau, lui, bien réel. »[49]

C'est l'une des raisons pour lesquelles, j'ai commencé à faire confiance à Raoult en 2020, car il se comportait comme un vrai scientifique.

Il n'avait pas d'a priori sur la vape. Il l'a analysé d'un point de vue purement objectif comme un outil et ce qu'il disait dans une conférence est que la cigarette électronique est un produit de l'innovation pure. [50]

Elle ne vient pas de la médecine ou de la science officielle, du gouvernement ou de qui que ce soit au sommet de la pyramide. Elle vient d'en bas. C'est les gens normaux qui ont pris cet outil, l'ont amélioré petit à petit via des petites entreprises et qui est devenu ce qu'elle est aujourd'hui.

Le débat sur la drogue est aussi une influence des puritains américains. Jusqu'au 19e siècle, les médecins prescrivaient de l'opium et de la cocaïne pour traiter la douleur. C'est après avoir remarqué des abus dans la société que des lois pour les interdire sont apparus.

Il y a un lien direct entre la fin de la prohibition et la priorité de la lutte contre le trafic de drogue aux États-Unis. La prohibition a créé des agences fédérales puissantes et plutôt que les fermer à la fin de la mascarade, on a transféré leurs pouvoirs à des entités comme la DEA.

La lutte contre le trafic de drogue coûte 100 milliards de dollars chaque année aux différents pays du monde, mais le marché de la drogue est de 120 milliards de dollars.[51] Ce qui implique que mathématiquement, le trafic de drogue va continuer même si on met des milliers de personnes en prison.

Mais il faut le faire parce que la drogue est « haram ». C'est tout. Et c'est la même mentalité derrière le puritanisme contre la vape. Sur 195 pays dans le monde, il y a un seul pays qui est pro-vape et c'est l'Angleterre.

On l'a vu dans le chapitre dédié sur la science et la cigarette avec le rapport de la PHE, mais aussi des recommandations du *College of Royal Physicians*, l'une des plus puissantes organisations médicales au Royaume-Uni qui estiment que la vape doit être fortement recommandée comme un substitut à la clope.[52]

Mais pourquoi ? Pourquoi le Royaume-Uni est-il pour ? Est-ce que Boris Johnson a des actions dans une entreprise de vape ? Non parce que le Royaume-Uni et surtout l'Angleterre ont appris les leçons infernales de la Prohibition et qu'ils privilégient la réduction des risques avant tout.

La réduction du risque s'applique à tous les domaines et c'est une approche basée sur le bon sens, sur le pragmatisme en évitant de mettre de la morale ou de juger si c'est bien ou non.

Par exemple, les voitures peuvent tuer des personnes, à la fois les conducteurs, les passagers ou les piétons. L'approche puritaine est d'interdire les voitures. La réduction du risque consiste en l'obligation de la ceinture de sécurité ou de mettre des passages pour piétons.

L'alcool est facteur de nombreuses maladies et de troubles sociaux. L'approche puritaine est d'interdire l'alcool comme on l'a vu avec la prohibition. La réduction du risque est de recommander des doses modérées d'alcool, mais aussi de ne pas conduire quand on a bu.

C'est-à-dire qu'on laisse les gens, utiliser la substance à petite dose, mais on limite le danger au minimum. Et pour la cigarette électronique, c'est la même chose.

Le tabac est le second tueur au monde avec le cancer, juste derrière les maladies cardiaques (*au passage, il faudra aussi interdire les Hamburgers et fermer tous les Fast-Foods si on veut aller dans cette voie*).

Dans le tabac, le fumeur cherche de la nicotine qui lui donne à la fois de l'euphorie et du stimulant. L'approche puritaine est d'interdire totalement la cigarette et de considérer le fumeur comme un damné.

Remarquez à quel point, les fumeurs sont dépeints comme des criminels et des « pécheurs » dans quasiment tous les pays. Gardez à l'esprit qu'à cause de l'américanisation du monde, la mentalité puritaine ne se cantonne pas uniquement à la Nouvelle-Angleterre.

La réduction du risque prend la nicotine, le met dans un outil où on supprime la combustion et ainsi, la personne peut avoir sa dose de nicotine sans craindre un cancer ou d'autres maladies liées au tabagisme.[53]

Car la nicotine ne provoque aucune maladie, pas de cancer, rien du tout. Mais c'est démentiel qu'en 2020, la majorité des médecins américains (*plus de 80 %*) pensent que la nicotine provoque le cancer ou des maladies cardiaques.[54]

Je l'ai déjà dit au début du livre, la nicotine ne provoque rien d'autre que l'addiction semblable au café ou au chocolat. Et vous allez penser instantanément que c'est mal. Mais pourquoi ? Pourquoi une addiction serait-elle une mauvaise chose si elle ne nuit pas à la santé.

Parce que vous pensez, inconsciemment, comme un puritain. Que l'addiction est Haram et qu'il faut l'interdire. Bien sûr, il y a des addictions qui provoquent des dégâts terribles. L'addiction de l'alcool qui peut détruire la personne, l'addiction des drogues dures comme la cocaïne ou l'héroïne.

Mais l'addiction à la nicotine n'a pas ces effets. Vous n'allez pas tuer votre famille pour vous acheter une fiole d'e-liquide nicotinée ou même pour acheter un paquet de clopes. Oui, vous serez sur les nerfs si vous êtes en manque, mais c'est tout.

Les principales maladies du tabagisme viennent de la combustion de la clope. Comme le dit *Jacques Le Houezec*, tabacologue, chercheur et grande figure de la défense de la vape en France, vous pouvez sécher des légumes, les fumer et vous aurez les mêmes risques cancérigènes qu'une clope.

C'est-à-dire que vous allez au marché, vous achetez une salade et des carottes. Vous faites des juliennes de carotte, vous séchez le tout. Ensuite, vous mettez les juliennes dans la feuille de salade en l'enroulant comme un gros cigare, vous fumez le tout et vous aurez le même risque de cancer.

Le cancer du tabagisme vient des composants qui se trouvent dans la fumée. Dans la vape, il n'y a pas de combustion sans oublier qu'il n'y a pas d'autres éléments comme le goudron ou le benzène qu'on trouve dans la clope.

On peut penser que la nicotine, par son effet stimulant, peut influencer sur la pression artérielle et cela peut poser un problème pour les gens qui font de l'hypertension ou qui ont des problèmes cardiaques. Oui, au même titre que le café…

En revanche, la vape existe depuis maintenant plus de 12 ans dans sa forme moderne, des millions de personnes hypertendues ou cardiaques, vapent de la nicotine depuis des années et on n'enregistre aucun mort supplémentaire ou d'aggravation de leurs maladies. Donc…

La problématique de la réduction du risque est essentielle à comprendre pour défendre la vape. Et je dirais que ce n'est pas la vape qu'il faut défendre, car le débat doit se tourner vers la nicotine.

Si on arrive à faire entrer dans le crâne, même à coups de burin, que la nicotine n'est pas dangereuse, alors la vape sera dédiabolisée automatiquement.

Mais cela passe par un effort colossal des gouvernements et de la communauté scientifique et médicale sans oublier qu'il faut supprimer la sphère américaine qui infecte tout par son puritanisme.

Le fait de comprendre l'impact du puritanisme américain permet de comprendre beaucoup de choses dans la médecine et la science occidentale. Mais l'idéologie est juste la première raison, car la seconde raison est vieille comme le monde, le fric, le fric et toujours le fric.

Le MSA (Master Settlement Agreement) et les taxes du tabac

C'est sûr que l'idéologie puritaine pour interdire le tabac et la nicotine à tout prix n'a pas aidé à promouvoir des alternatives comme la cigarette électronique.

Mais cette idéologie de l'Ancien Testament va aussi se fusionner avec ce qui s'est passé dans les années suivant la Seconde guerre mondiale, le fait que les cigarettiers aient caché les dangers du tabac et des grands procès qui ont eu lieu dans les années 1980.

Toute industrie est toujours tournée vers le profit. Une industrie ne peut pas être « équitable », « écologique » ou « socialement engagée », c'est un non-sens absolu. Une entreprise est par définition totalitaire, car elle n'a pas eu sa révolution comme on l'a eu en politique et dans les combats sociaux.

L'entreprise est restée dans la même structure depuis des siècles. Et quand elle s'avance dans des domaines qui ne sont pas les siens, alors cela devient une abomination et un monstre. Aujourd'hui, on sait que les cigarettiers ont cachés les méfaits du tabac et c'était assez logique.

Cette industrie ne protège que ses intérêts. Une industrie n'a pas à protéger vos intérêts et votre santé, ce n'est pas dans sa nature. On le voit également aujourd'hui avec Big Pharma. On connaissait les dangers de la combustion des cigarettes depuis les années 1930.

La science avait tranché dès cette époque. Mais dans les années 1940, mais surtout la période après la Seconde guerre mondiale, non seulement, les médecins recommandaient la cigarette dans certaines publicités, mais fumer une cigarette était l'apothéose de l'américanisme !

Quand on a finalement découvert le pot de fumée, disons que la science et la médecine, qui nous donnaient des leçons depuis des décennies, ne savaient plus où se mettre. Car l'image de la science et de la médecine est des blouses blanches immaculées, des prophètes qui disaient la vérité divine et qu'ils étaient incorruptibles par essence.

On a découvert que les médecins avaient menti en étant corrompus par les cigarettiers, on a découvert des dizaines d'études bidons pour prouver que la cigarette ne provoquait pas le cancer. Le scandale a été tel que cela a façonné définitivement la mentalité de la science et médecine américaine jusqu'à aujourd'hui.

C'est-à-dire qu'ils ont poussé le curseur d'un extrême à l'autre. Avant, ils niaient les dangers de la cigarette et de la nicotine et aujourd'hui, ils nient toute alternative moins dangereuse pour ingérer de la nicotine.

Le problème des prophètes en blouse blanche est leur sectarisme systématique, quel que soit le camp qu'ils prennent. Donc, l'idéologie puritaine est la graine qui a germé dans le sol américain et dont l'arbre moisi interdit tout ce qui n'est pas conforme à la morale des « bonnes gens ».

Ensuite, l'hygiénisme absolu de la médecine et on le voit aussi avec l'écologie délirante et des expressions telles que « le corps est un temple» que la religiosité du puritanisme s'est simplement transposé sur la médecine et la science américaine.

Quand les preuves ont commencé à s'accumuler contre les cigarettiers, dire que ces derniers aient eu chaud aux fesses est un euphémisme. On avait les grandes auditions devant le Congrès et des procès, avec le potentiel de détruire entièrement l'industrie de la clope, étaient dans toutes les têtes.

C'est là que les cigarettiers et les plaignants, c'est-à-dire les États américains passent le *Master Settlement Agreement* ou *MSA*.[55] Cet accord est entre les 4 principaux cigarettiers, à savoir, *R. J. Reynolds, Lorillard, Brown & Williamson* et *Philip Morris* et les procureurs représentant 46 États américains.

Les principes du MSA est que les cigarettiers doivent reconnaître les torts provoqués par la clope ainsi que les dépenses de santé supplémentaires que cela apporte aux États américains.[56] [57]

Et que par conséquent, les cigarettiers s'accordent à verser des dommages et intérêts sur une certaine période et en échange, les cigarettiers seront protégés de toute poursuite concernant leurs produits dans le futur.

En gros, c'est un accord à l'amiable pour éviter d'être dépecé sur la place publique pendant les procès.

Les dommages et intérêts sont de 206 milliards de dollars à verser pendant une période de 25 ans, de la période de 2000 à 2025.

En plus des dommages, on avait aussi des contraintes sur les cigarettiers, par exemple, il leur était interdit de faire la promotion de leur clope auprès des jeunes (*oui, c'était autorisé à l'époque*) et il leur était aussi interdit de former un syndicat.

J'ai bien envie de rigoler devant cette dernière interdiction comme si les entreprises les plus puissantes aux États-Unis auraient besoin de former un syndicat pour devenir encore plus puissant !

Il y a deux choses très importantes à comprendre avec le MSA et pourquoi, c'est devenue une saloperie au fil du temps. La première est que les interdictions se sont ensuite étendues à toute l'industrie du tabac et pas seulement sur les quatre fabricants impliqués dans l'accord.

La seconde chose, cruciale pour comprendre le comportement des États-Unis envers la vape, est que les dommages et intérêts sont dynamiques.

Cela signifie que chaque État américain, présent dans l'accord, reçoit un prorata des dommages et intérêts chaque année, selon le volume de cigarettes qui sont vendues dans cet État (*vous voyez venir la grosse arnaque*).

Donc, imaginons que l'État de Minnesota vend 2 millions de clopes en 2000, alors on calcule un pourcentage à partir de ces ventes et cet État va recevoir, disons une somme fictive, de 150 millions de dollars de dommages.

À la base, tout cet argent devait servir à compenser les dépenses de santé, occasionnées par les méfaits de la clope et à financer des campagnes de sensibilisation sur les dangers du tabac. Mais on est en Amérique, chers amis, et ils ont dépensé cet argent dans tout, sauf pour lutter contre le tabagisme.

Le bien commun n'existe pas dans leur vocabulaire.

Pourquoi feraient-ils quelque chose contre le tabagisme ? Plus il y a de fumeurs dans leur État et plus, ils ramassent de l'argent chaque année. Mais évidemment, le MSA a été signé par des avocats et des politiciens qui sont des incompétents et des crétins par définition.

Car comme les dommages et intérêts sont dynamiques, si la vente de cigarettes baisse, alors les dommages baissent aussi automatiquement. Lors de la signature du MSA, ils avaient anticipé cette baisse, à hauteur de 1,8 %, mais elle a été beaucoup plus forte que prévu de 2000 à 2010 avec parfois 4 % de baisse annuelle.

Avant d'arriver aux effets pervers du MSA, on peut aussi revenir sur l'interdiction de publicité qui est dedans et qui a été ensuite appliquée à toute l'industrie du tabac. À votre avis, qu'est-ce qui s'est passé ? Eh bien, cela a renforcé le monopole de Big Tobacco !

Par exemple, avant le MSA, Philip Morris dépensait environ 150 millions de dollars par an dans la publicité. Après l'interdiction, il a donc économisé les 150 millions, mais il s'en fichait puisqu'il avait déjà le monopole.

Et si une petite entreprise de tabac débarquait sur le marché, alors elle n'avait aucune chance de réussir puisque l'interdiction de publicité s'appliquait à l'ensemble du secteur. Cela signifie que 2000 à 2025, Philip Morris va économiser 3,750 milliards de dollars.

En fait, ce putain de MSA lui a rapporté de l'argent plutôt que de le sanctionner !

Et c'est valable pour les autres gros cigarettiers, ils ont largement récupéré leurs mises. Car d'une part, ils étaient protégés contre les poursuites, mais ils se fichent désormais de l'Occident. Si on combine l'Europe et les États-Unis, alors on a grosso modo 140 à 160 millions de fumeurs ![58] [59]

Il y en a 1 milliard au niveau mondial. Comme le MSA ne concerne que les États-Unis (*et 46 États seulement*), alors les cigarettiers ont pu vendre leurs produits sans aucune entrave dans le reste du monde. Aujourd'hui, l'OMS, même si elle est pourrie sur la vape, contraint Big Tobacco à freiner ses pratiques.

Mais le fait est que le MSA a principalement profité à Big Tobacco, aux États américains et non à leurs habitants.

Et les effets pervers des dommages dynamiques du MSA ont créé des effets tragi-comiques, qui non seulement, incite les États à ne rien faire pour lutter contre le tabagisme, mais aussi à combattre des mouvements comme la vape, car ces États risquent d'y laisser des plumes avec les Tobacco Bonds.

Tobacco Bonds

Les Tobacco Bonds sont des obligations (*des prêts*) des États américains envers les marchés financiers en échange d'avances sur les paiements annuels du MSA.[60] Laissez-moi vous expliquer un peu plus clairement.

- Quand les 46 États ont signé l'accord du MSA, ils ont compris qu'ils auraient beaucoup de cash chaque année pendant 25 ans

- Ils se sont dit : « Puisque de toutes façons, on aura plein de pognon chaque année,

demandons une avance aux marchés
financiers en les garantissant avec les
paiements du MSA ».

- Les États américains se sont endettés
  comme des porcs de la décennie 2000 à
  2010.

- Mais ils avaient emprunté des montants
  selon des dommages qui correspondaient
  aux taux de tabagisme des années 2000.

- Ils n'ont pas du tout anticipé la baisse du
  tabagisme à partir de 2010

- Et donc, on a eu une différence entre les
  obligations qu'ils ont contractés et les
  dommages qu'ils recevaient chaque année.

- Le résultat est qu'à chaque année qui passe,
  les États américains doivent de plus en plus
  d'argent aux investisseurs par rapport aux
  remboursements qu'ils reçoivent du MSA.

Prenons un exemple, imaginons que vous êtes le
Vermont et qu'en 2000, vous ayez reçu 2
milliards de dollars à titre de dommages du
MSA.

Mais dès le début de 2001, vous vous dites :
« Pourquoi j'attendrais les remboursements de
2002, 2003 ou 2004, je vais directement
emprunter cet argent sur les marchés financiers et
quand ces derniers me demanderont une garantie,
alors je leur dirais que de toutes façons, je le
rembourserais à la fin de l'année avec le MSA ».

C'est comme si vous deviez recevoir 1000 euros
dans 10 jours (*le paiement du MSA*), vous
empruntez 1000 euros immédiatement à un ami
(*le marché financier*), et quand arrive les 10
jours, vous lui remboursez.

Mais qu'est-ce qui se passe si vous recevez 900
euros au lieu de 1000 euros ? Eh bien, vous
devez toujours 100 euros à cet ami. Et c'est ce
qu'on appelle les *Tobacco Bonds*.

Cependant, quand vous appliquez cette situation
dans la complexité des États américains, de la
vente du tabac et des marchés financiers, alors
vous obtenez une grosse montagne de merde qui
vous explosera à la gueule.

Les États ont emprunté encore et encore, mais ils
n'ont pas pris en compte les deux choses qui
provoquent le déclin du tabagisme. La première

est une baisse naturelle du tabagisme. Les campagnes de sensibilisation et autre ont incité les gens à ne plus fumer.

De moins en moins de jeunes commencent à fumer. Mais surtout, à partir de 2014, la vape va décoller aux États-Unis et cela va se traduire par une accélération de la baisse du tabagisme. C'est pour ça que les théories de la vape comme une passerelle vers le tabagisme sont totalement foireuses.

La vape n'incite pas les gens à retourner vers la clope, mais bien le contraire. Et il suffit de voir le graphique ci-dessous sur la consommation du tabagisme aux USA.

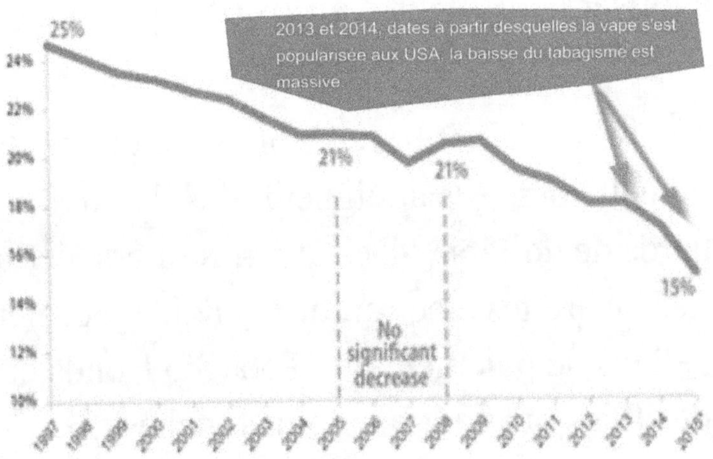

Déjà, on voit depuis 2000 que le tabagisme baisse plus ou moins fort, mais à partir de 2013, on a une baisse nette et massive et cela s'accélère en 2014 et 2015.

La période de 2013 à 2015 est considéré comme l'âge d'or de la vape aux États-Unis, très peu de régulations et une liberté d'entreprendre absolue. Et ce sera renforcé par l'arrivée de Trump au pouvoir.

Donc, d'un côté, vous avez des recettes en moins pour les États américains dans le MSA. Et on a mentionné que cet accord se termine en 2025 et donc, vous avez beaucoup d'États qui ont emprunté énormément, mais qui n'arrivent pas à rembourser la différence qu'ils perçoivent du MSA.

Les analystes des Tobacco Bonds sont inquiets, car actuellement, ils atteignent plus de 96 milliards de dollars.[61] Dès 2014, Reuters alertait que les cigarettes électroniques allaient accélérer les défauts de paiement des Tobacco Bonds et il y a des États qui sont bien plus touchés que d'autres.

La Californie et New-York reçoivent les plus gros pactoles. Mais attendez une minute, n'est-ce pas ces deux États qui ont les lois les plus dures contre la vape ? Cela doit être une coïncidence. Et parce qu'il y autre chose.

Quand les États américains ont emprunté sur les marchés, ils étaient tellement sûrs de leurs paiements du MSA qu'ils ont accepté des obligations très pénalisantes pour eux. Comme une obligation est un prêt, il y a des intérêts, bien entendu.

En général, on peut payer les intérêts dès le début du prêt pour les amortir sur le long terme. Mais les politiciens américains sont tellement cons et corrompus qu'ils ont demandé que les intérêts ne soient prélevés que plusieurs années après le début du prêt.

C'est possible, mais en général, les intérêts crèvent le plafond. Dans certains cas, vous avez des intérêts qui sont 40 à 50 fois supérieurs aux taux normaux.

Et donc, les États doivent une montagne de fric croissante aux marchés et les paiements du MSA s'assèchent chaque année avec la baisse naturelle du tabagisme, mais aussi l'arrivée des outils comme la cigarette électronique.

Les politiciens américains le savent et ils utilisent plusieurs moyens pour détruire la vape. La première est de considérer les e-cigarettes comme des clopes. Ben oui, j'ai mentionné au début de l'histoire du MSA qu'au fil du temps, les interdictions et les règles qui concernaient les cigarettiers, impliqués dans l'accord, ont été étendus à toute l'industrie du tabac, petite, moyenne ou grande.

Si la vape est considérée comme du tabac, alors elle entre directement dans le MSA et donc, des taxes exorbitantes qui viendront remplir les caisses des États qui ont emprunté sans vergogne. Le pire est que les États américains n'ont pas du tout utilisé l'argent du MSA pour combattre le tabagisme ou sensibiliser les fumeurs.

Ainsi, la Californie, abomination ultra-libérale, a dépensé cet argent dans des hôtels de luxe, des parcours de golf et des infrastructures destinés pour les plus riches. On estime que sur les 200 milliards de dollars du MSA, seuls 15 % ont été dédié à la lutte contre le tabagisme et encore, on aurait à redire.

Ce qui fait que les États-Unis n'ont aucun intérêt à lutter contre le tabagisme, car quand un Américain allume sa clope le matin, alors ils sont sûrs de recevoir un pactole à la fin de l'année. En plus du MSA, vous avez aussi des taxes gouvernementales sur le tabac et ça, c'est valable pour tous les pays.

C'est aussi l'une des raisons pour lesquelles que la vape est taxée de toute part. Ils ne peuvent pas utiliser les mêmes prétextes qu'avec la clope, car la vape n'est pas dangereuse pour la santé.

Donc, ils corrompent des scientifiques comme Stanton Glantz et d'autres raclures pour bidonner des études encore et encore pour diaboliser la vape. Rien qu'en France, les taxes du tabac rapportent plus de 16 milliards d'euros à l'État français.[62] Aux États-Unis, ces taxes rapportent environ 12 milliards de dollars au gouvernement fédéral. [63]

Au niveau mondial, rien que les taxes génèrent plus de 250 milliards de dollars chaque année.[64] Ce chiffre vient de *Tobacco Free Kids* qui est une saloperie anti-vape, donc on doit les prendre avec une pincée de sel.

Mais c'est difficile d'obtenir ces chiffres, car tout simplement, aucun gouvernement ne veut admettre qu'il ne luttera jamais réellement contre le tabagisme, car cela lui rapporte trop d'argent.

Et en parlant de Tobacco Free Kids, il faut aussi aborder le cas de ces associations et des ONG à la mords-moi le nœud qui attaquent systématiquement la vape. Et c'est aussi lié aux taxes gouvernementales.

Car ces associations et ces ONG vont hurler partout que leur financement est indépendant puisqu'il vient des fonds publics. Oui, mais ces fonds publics sont souvent le gouvernement américain et aucun gouvernement n'a intérêt à lutter efficacement le tabagisme.

Ces ONG et associations correspondent à ce que disait *Jean Baudrillard* :

SOS-Racisme. SOS-baleines. Ambiguïté : dans un cas, c'est pour dénoncer le racisme, dans l'autre, c'est pour sauver les baleines. Et si dans le premier cas, c'était aussi un appel subliminal à sauver le racisme, et donc l'enjeu de la lutte antiraciste comme dernier vestige des passions politiques, et donc une espèce virtuellement condamnée.[65]

De la même façon que SOS Baleine veut sauver les baleines, SOS Racisme veut sauver le racisme. Car lorsque le racisme disparaît de lui-même, l'association va créer de nouveaux racismes de toute pièce juste pour exister et se gaver des subventions.

C'est la même chose, *Tobacco Free Kids* ou *Parents Againts Vaping* prétendent lutter contre le tabagisme, mais en fait, ils le sauvent en détruisant la vape. En perpétuant le tabagisme, ils sont certains de continuer à exister et à se gaver des subventions.

Et cela rejoint ce que disait un politicien américain qui venait de voter une loi contre la vape dans son État : « *Vous savez, moi, je n'ai pas de problème avec la vape, mais si elle ne me rapporte pas autant que le tabac, alors elle doit disparaître* ».

On a couvert l'idéologie puritaine américaine qui considère la vape comme Haram par essence. On a parlé du MSA et des taxes du tabac qui rapportent des centaines de milliards de dollars aux États chaque année.

Et il est temps de parler brièvement de l'anti-vape systématique de l'OMS et de ses liens avec *Bloomberg Philantropies*.

L'OMS et Bloomberg Philanthropies

On pourrait croire que l'anti-vape se cantonne uniquement aux États-Unis, mais quand on regarde la position de l'OMS sur la vape, alors c'est un NON absolu. À plusieurs reprises, l'OMS a considéré que la vape ne permet pas d'arrêter de fumer, ce qui est faux, et que l'e-cigarette est toxique, ce qui est encore faux.

À une époque, l'OMS était considérée comme une organisation indépendante et dont la priorité était le souci de la santé publique au niveau mondial.[66] Elle a été créée en 1948 pour fournir un cadre global de lutte contre des maladies comme le paludisme et la tuberculose, mais aussi la santé des femmes et des enfants.

Le but premier de l'OMS était de fournir des conseils de santé et de l'aide à des pays pauvres, qui ne pouvaient pas avoir leurs propres organisations sanitaires. Ainsi, la France, l'Angleterre, les États-Unis, la Chine et d'autres pays riches, pourraient se passer de l'OMS, tout simplement parce qu'ils possèdent leurs propres agences sur la santé, la régulation et la surveillance des maladies.

Et petit à petit, comme tout organisation qui se respecte, elle a grandi en se bureaucratisant à l'extrême et en devenant inefficace. La crise de 2020 a montré les errements pitoyables de l'OMS qui changeait de conseils tous les quatre matins au gré des lobbyings de ses financiers.

Car c'est là où le bât blesse, car l'OMS est financée par deux méthodes. Une contribution obligatoire qui est versée par les 193 pays membres et des contributions volontaires. Ce sont ces dernières qui constituent le plus gros de son pactole.

Ces contributeurs sont souvent des organisations privées ou des États qui ont une vision néolibérale de la santé. Ainsi, les 5 principaux contributeurs de l'OMS sont les États-Unis, le Royaume-Uni, la Fondation Gates, l'Alliance Gavi et l'Allemagne.

À eux cinq, ils contribuent quasiment à 40 % du budget de 8 milliards de dollars annuels de l'OMS.

Quand vous contrôlez 40 % de l'organisation, alors vous pouvez lui faire dire ce que vous voulez. Rien qu'avec ces données, on peut se poser des questions sur l'OMS sur la thématique des vaccins, à peine arrivés sur le marché ou son obsession de lister constamment les médicaments les plus chers dans sa liste des médicaments essentiels…[67]

Concernant la vape et l'OMS, on a une autre organisation qui dit à l'organisation ce qu'elle doit dire et c'est *Bloomberg Philanthropies*. Bloomberg Philanthropies est une organisation créée par *Mike Bloomberg*, le milliardaire américain, propriétaire du journal homonyme et candidat à l'élection présidentielle américaine de 2020.

Il a mis 1 milliard de dollars dans cette organisation qui finance des projets de philanthropie à travers le monde. Cela va de l'amélioration de l'air dans les villes jusqu'à la réduction du tabagisme.[68] Et c'est dans la lutte contre le tabagisme que Bloomberg est devenu un anti-vape acharné.

Le prétexte qu'il a pris est c'est cette « épidémie de la vape » chez les jeunes aux États-Unis. Celle qui provoqué la maladie de l'EVALI dont on a parlé dans les chapitres précédents. Mais cette épidémie n'a jamais existé dans les données. Le CDC a constamment caché une partie des données pour qu'on ne puisse pas voir l'image d'ensemble de l'utilisation de la vape chez les jeunes. Ainsi, il a pris des États comme New-York où effectivement, la vape était très présente chez les jeunes et l'a utilisé pour calculer le pourcentage de la moyenne nationale.

Ensuite, parler « d'épidémie » est une stupidité, car les vapoteurs ne sont pas des malades. C'est même le contraire. Même si les jeunes vapent, où est le problème ? Oui, ils seront accros à la nicotine, mais c'est mieux que d'être accro à la clope qui va les tuer dans 50 % des cas ou au cannabis.

On sait que quand les jeunes vapent, leur consommation du tabac, d'alcool et du cannabis est très réduite.[69] Bloomberg Philanthropies a martelé cette fausse épidémie dans les médias et dans les oreilles des politiciens américains avec son argent et son influence et ce n'est donc pas un hasard si de nombreux États américains ont banni la vape ou l'ont fortement restreinte, avec des conseils très similaires à ceux de Bloomberg.

L'OMS possède une *Convention anti-tabac (FCTC)* qui recommande des mesures pour réduire le tabagisme au niveau mondial.[70] Et Bloomberg est le principal financier des initiatives dans cette Convention. [71]

Mais pourquoi Bloomberg est tellement contre la vape ? Il y a deux principales raisons, idéologiques et économiques. La raison idéologique est enracinée dans le puritanisme dont on a parlé dans les chapitres précédents.

Le puritanisme a fusionné avec l'hygiénisme mortifère qui a déferlé sur la médecine américaine dans la mesure où il faut se protéger de la moindre substance nocive et qu'il faut les interdire constamment par mesure de précaution.

Il faut bien comprendre que cet hygiénisme est un fascisme qui ne dit pas son nom. La raison économique est que Mike Bloomberg est aussi l'un des investisseurs dans un outil de vaporisation fabriqué par une entreprise appelée *Hava Health*.[72]

Le produit s'appelle *Hale* et il est actuellement en développement. Les investisseurs de cette entreprise sont des grands noms de la technologie, généralement des milliardaires comme Mark Zuckerberg, mais aussi la fondation Gates et notre fripon de Mike Bloomberg.[73]

Derrière des arguments marketing et « révolutionnaires », ce produit appelé Hale n'est rien de plus qu'un pod qui balance de la nicotine. On peut le comparer à une Juul ou aux milliers de pods sur le marché.

Si Mike Bloomberg était tellement sûr que la nicotine est mauvaise et que la vape est le diable incarné, pourquoi mettrait-il de l'argent dans une entreprise qui propose un produit de vape ? Peut-être parce que cette entreprise a des liens avec Big Pharma.

L'hypothèse mérite d'être étudiée en profondeur. Car Bloomberg est un milliardaire qui investit dans de nombreuses choses. Il se pourrait qu'il détruise la vape indépendante et décentralisée et que dans quelques années, cette entreprise

débarque de nul part en disant qu'ils ont trouvé
« Ze Solution » contre le tabagisme.

En sachant que Hava Health veut promouvoir ce
produit comme un outil médical, c'est-à-dire
qu'il veut passer tous les tests de la FDA.

Et donc, on arrive à la PMTA qui est entré en
action en septembre 2020 et qui exige que tous
les produits de vape passent tous les tests
nécessaires pour vérifier qu'il est sûr et qu'il
permet d'arrêter de fumer. Cela permet à la vape
de passer dans la classe des médicaments et à Big
Pharma d'avoir le contrôle dessus.

La PMTA est une régulation de la FDA qui
concerne tous les produits de tabac et comme ces
brêles considèrent la vape comme du tabac, alors
il faut que tous les fabricants de e-liquides et de
matos obtiennent une certification pour chacun
de leur produit s'ils veulent le vendre aux États-
Unis.

Petit problème, le prix pour chaque demande
PMTA va de 117 000 à 466 000 dollars.[74] C'est-
à-dire que si un fabricant propose 10 e-liquides
différents, alors il doit débourser aux environs de

5 millions de dollars pour vendre sur le marché américain.

La plupart des professionnels de la vape sont des petites entreprises et ils ne peuvent pas se payer une certification. Donc, soit ils disparaissent, soit ils sont obligés d'augmenter le prix des liquides par 4 ou 5 pour amortir les coûts ce qui décapite les principales cibles de la vape, les fumeurs qui sont pauvres.

Mais revenons un peu à Bloomberg Philanthropies. En 2019, il a annoncé un financement de 160 millions de dollars pour détruire la vape aux États-Unis et dans le monde.[75] Officiellement, c'est pour combattre l'épidémie chez les jeunes, mais bon, il peut jouer de la flûte comme il veut, on connaît la vraie raison.

Et l'impact de ce financement a été instantané. Car dans les semaines qui ont suivi, des études de plus en plus pourries ont commencé à sortir en accusant la vape de tous les maux. Je veux dire, ces prostituées en blouse blanche, sont allés jusqu'à associer un risque accru d'attraper le covid si on vapait !

Des voix se sont quand même élevé contre cette merde. Le site *Philanthropy* a fait un long dossier sur comment cette campagne de désinformation était de la pseudo-science pure et que cela allait simplement augmenter le nombre de fumeurs.[76] [77]

On apprend ainsi que des organisations qui défendaient l'e-cigarette ont retourné leur veste à 180 degrés après avoir reçu un financement de Bloomberg. Le meilleur exemple est l'*American Cancer Society* qui avant le financement disait ceci sur son site :

Le passage à l'usage exclusif des cigarettes électroniques est préférable à la consommation des cigarettes combustibles.

Et ensuite, c'est devenu :

Les cigarettes électroniques ne doivent pas être utilisées pour arrêter de fumer.

La même chose pour l'organisation *Truth Initiative* qui est devenu anti-vape à mort après le changement de position de plusieurs membres dans sa direction qui étaient favorables à la vision de Bloomberg sur la destruction de la vape. Le prétexte était le même, combattre l'épidémie chez les jeunes…

Pour comprendre les raisons profondes de l'anti-vape de Bloomberg, il faut toujours utiliser le prisme de lecture le plus précis et le plus impitoyable qui soit. C'est-à-dire le réflexe de classe. Bloomberg est un démocrate, milliardaire et son principal électorat est la classe américaine, blanche et riche.

En gros, ce sont des bobos qui sont issus de la classe bourgeoise qui veulent protéger leurs enfants de tous les dangers possibles, toujours à l'ode de l'hygiénisme qui caractérise ce type de personne. Les bobos étaient paniqués que leurs enfants, qui deviendront des cons de bourgeois comme eux, se transforment en des drogués de la vape et qui dorment sous les ponts parce qu'ils n'ont pas réussi à se faire accepter de Harvard, de Cambridge ou de Yale.

Cette classe de la population, on la trouve aussi en France et dans les pays occidentalisés. En revanche, les vapoteurs américains sont issus de la classe populaire, pauvre et blanche. Ce sont des gens qui ont parfois un lourd passé de toxicomanie et la vape leur a permis de changer de vie.

À leur niveau, la vape était un moyen beaucoup plus abordable pour quitter la clope plutôt que de suivre des thérapies coûteuses du gouvernement et des solutions de Big Pharma auxquelles ils n'avaient pas de toute façon accès vu que ce sont des prolos.

De plus, de nombreux de ces personnes ont créé des entreprises autour de la vape et ils ont littéralement changé de vie en passant de stade de paumés, cumulant les petits boulots et les échecs sociaux, à une raison de vivre confortablement avec l'essor de la vape.

Si vous voulez comprendre des cafards anti-vape comme Bloomberg, alors ce prisme de lecture est bien plus limpide que tous les autres raisons invoquées. Même si ces dernières y participent.

Et Bloomberg ne s'arrêtera pas aux États-Unis. On l'a vu avec sa mainmise sur la lutte contre le tabagisme de l'OMS, mais désormais, il tente par tous les moyens d'attaquer le Royaume-Uni, qui à l'heure actuellement, est le seul pays pro-vape au monde.

À la fin de décembre 2020, une organisation
britannique appelée *ASH (Action on Smoking and
Health)* a légèrement changé sa position sur la
vape. Depuis des années, elle promouvait la
cigarette électronique, mais désormais elle
appelle à plus de régulations et même une
interdiction sur certains arômes de liquides.

Mais dites donc, ne serait-ce pas le même
discours que toutes les organisations anti-vape
depuis 3 ans ? La présidente de cette organisation
s'appelle *Deborah Arnott* et elle a co-écrit un
article sur le *The Conversation* et un papier dans
la revue *Journal of Drug Policy* par des auteurs
de l'université de Bath.[78] [79]

Le petit problème est que l'université de Bath a
reçu un sacré pactole de Bloomberg
Philanthropies. [80] Ce qui fait que toutes les études
qu'elle peut publier sur la vape sont nulle et non
avenues. Après le Brexit, c'est un grand mystère
comment l'Angleterre va envisager la vape.

Il y a des possibilités qu'elle crée ses propres lois
sur la vape et Bloomberg, via la corruption de
l'ASH, veut s'inviter dans la discussion pour
gangrener la loi avec sa vision anti-vape.

Le lobbying est bien plus régulé en Angleterre qu'aux États-Unis ce qui fait que Bloomberg est obligé d'utiliser des tactiques très détournées pour s'immiscer dans le processus législatif.

Mais concernant l'OMS, la seule mainmise de Bloomberg n'explique pas son attitude anti-vape. L'OMS est le reflet des membres qui ont le plus d'influence sur elle. Ainsi, on comprend que l'OMS va toujours privilégier la doxa américaine sur la santé.

Mais vous avez des pays comme l'Inde et la Thaïlande qui ont aussi banni la vape depuis des années. Cependant, c'est leur lien avec Big Tobacco qui explique ce refus. Ainsi, le gouvernement indien possède 30 % des parts *d'ITC Limited*, qui est le plus gros fabricant de cigarettes en Inde.[81]

Avec plus de 200 millions de fumeurs dans le pays, c'est un sacré jackpot dans les poches du gouvernement.[82] C'est aussi un marché gigantesque si la vape se développe. Il y a des associations pro-vape sur place, mais elles sont trop minoritaires pour se faire entendre.

Et encore une fois, comme en France ou aux États-Unis, comment combattre contre les dizaines de milliards de dollars qui entrent dans les poches des gouvernements grâce à la tueuse ?

En Thaïlande, c'est encore mieux en pire. Le gouvernement thaïlandais a un monopole absolu sur le tabac. C'est une entreprise publique qui possède le droit exclusif de vendre des cigarettes sur le marché, soit via des partenariats ou des accords, mais qui sont majoritairement favorables à l'État.

Ce qui fait que la Thaïlande bénéficie à 100 % du tabagisme dans son pays. La vape n'a aucune chance d'y entrer. Et ces pays d'Asie et du Moyen-Orient influencent de plus en plus l'OMS, ainsi on a plusieurs responsables du gouvernement indien qui ont pu pantoufler chez l'OMS. Vous croyez que ce n'est pas possible… Et Agnès Buzyn ?

L'OMS ne sera jamais pro-vape, les États-Unis ne seront jamais pro-vape, en fait, aucun gouvernement ne sera pro-vape. Le Royaume-Uni est la seule exception, car les Britanniques ont toujours été un peuple unique dans leur genre et ils sont les pionniers de la réduction des risques.

Autant dire que le bilan n'est pas bon pour la vape et on va terminer cet ouvrage par une prospective sur ce qui attend la cigarette électronique. Spoiler : *ça sent pas bon*.

Le futur de la vape

On arrive à la fin de cet ouvrage, qui à la base, devait être assez court… Mais bon, cela prouve ce que la vape représente pour un vapoteur passionné, même s'il habite dans un petit pays de l'Océan Indien et qu'il doit parfois dépenser 30 % de son salaire pour continuer à vaper.

Et à la fin, on peut dire que c'est un triste bilan de la situation de la vape. La cigarette électronique est comme une petite pirogue, avec des trous, une voile déchirée et qui navigue dans l'océan déchaîné du tabagisme.

Dans cette traversée, cette pirogue fragile rencontre constamment des Krakens, des mégalodons, des mines sous-marines, des torpilles et on peut dire que tôt ou tard, cette petite embarcation va couler. Le futur est par définition incertain et c'est la même chose pour l'avenir de la vape.

Sur le court terme, cela va être la merde et les interdictions à la pelle. La TPD 3.0 en Europe ambitionne d'interdire les arômes et de taxer à mort la vape, ce qui entraînera la faillite et la mort de toute l'industrie.

Alors que nous sommes à la moitié de 2021, la vape américaine pousse ses derniers soupirs. L'arrivée de la PMTA, forçant les professionnels à passer des certifications inutiles et exorbitantes, a provoqué la faillite de nombreux Vape Shops.

Certains fabricants ont migré au Canada pour des ventes à l'international, mais cela va tenir combien de temps en sachant que Trudeau est aussi lâche, servile et crétin que tous les autres politiciens qui plient devant l'américanisme ou Big Pharma ?

Les entités anti-vape utilisent toutes les armes à leur disposition pour détruire la vape. À la fin de 2020, on a eu un ban total de la vape par Paypal. Du jour au lendemain, des dizaines de boutiques de vape en ligne et de fabricants se sont vu geler leur compte.[83]

Et ça été catastrophique, car les fonds ont été gelés pendant 3 mois et cela signifie que tout le fonds de roulement d'une entreprise était potentiellement perdu. Les professionnels de la vape ont tenté de colmater cette brèche en passant à d'autres fournisseurs de paiement.

Mais à aucun moment, les gouvernements britannique ou français, n'ont fait un seul geste pour faire plier Paypal alors que c'est leurs entreprises qui étaient attaqué par une entreprise privée américaine. Cependant, une attaque plus vicieuse et dévastatrice est arrivé avec le *Relief Covid Bill* aux États-Unis.[84]

C'est le plan de relance post-covid aux États-Unis d'un montant de 1900 milliards de dollars. Ce plan de relance est lui-même à l'intérieur d'un document de 5000 pages.[85] Et quoi de mieux qu'un gros pavé rempli de jargon juridique et bureaucratique si vous voulez passer une mesure de merde en douce ?

Eh oui, à l'intérieur de cette tonne bureaucratique, on trouve le *PACT Act* qui interdit aux services postaux américains de livrer tout produit ou accessoire lié à la vape ![86] Des entreprises comme UPS, USPS, DHL ou Fedex ont déjà commencé à interdire les livraisons.

Et même si elles sont autorisées dans le futur, alors les frais de livraison vont tripler ou quadrupler, car ils seront traités comme des produits destinés aux majeurs comme l'alcool. C'est-à-dire une livraison avec signature et l'obligation de présenter une pièce d'identité.

Si les frais de port d'une cigarette électronique coûtaient normalement 10 dollars, alors cela reviendrait désormais à 40 ou 50 dollars, soit un montant supérieur au prix de la cigarette électronique !

Et cela a des implications au niveau mondial. Car actuellement, le marché américain de la vape est l'un des plus grands au monde. Les fabricants d'e-cigarettes en Chine sortent les produits en fonction du marché américain.

Si la vape américaine mord la poussière (*officiellement*), alors c'est tout le secteur qui pourrait en pâtir jusqu'à ce qu'on trouve des pays avec autant de vapoteurs, par exemple, la Russie qui compte 10 millions de vapoteurs et où les autorités ne sont pas des corrompus comme aux USA et en Europe.

Toutefois, il y a un phénomène étrange qu'on observe dans tous les pays et qui a été remarqué par plusieurs analystes. Malgré la diabolisation et les attaques massives contre la cigarette électronique, le nombre de vapoteurs continue d'augmenter !

Une raison tout simple explique ce phénomène, mais que seul un fumeur peut le comprendre. En tant que fumeur, nous savons à quel point la clope est dangereuse. Nous l'avons tenue pendant des décennies, nous en avons fumé chaque volute, nous avons perdu le sens du goût et de l'odorat, nos poumons se sont remplis d'infections.

Quand on nous présente un autre produit, nous permettant d'avoir notre nicotine, alors on sait instinctivement que c'est toujours moins dangereux parce que le produit dangereux, on le connaît sur le bout des doigts depuis qu'on a pris notre première clope.

Le fumeur sera toujours attiré par toute autre alternative que ce soit la vape, le tabac chauffé, le SNUS, etc. Je n'ai pas parlé de ces deux alternatives que sont le tabac chauffé et le SNUS, car ce n'est pas le but de cet ouvrage. Le tabac chauffé a été inventé et popularisé par Big

Tobacco, notamment Philip Morris avec son produit appelé *IQOS*.

Le principe est de chauffer les feuilles de tabac plutôt que de les brûler. L'hypothèse est que c'est moins nocif, car on n'a plus les émanations qu'on aurait quand on fume une clope. Vous vous rappelez de l'exemple que j'ai donné avec la salade séchée roulée et les carottes coupées en julienne ?

Ce n'est pas les feuilles de tabac qui posent un problème (*même si c'est à relativiser*), mais bien la combustion et les autres composants dangereux qu'on trouve dans une clope. Dans le tabac chauffé, vous n'avez que les feuilles de tabac qui chauffent sur une plaque et vous en inhalez la vapeur.

Mais quelle est sa toxicité comparé à la clope ? Eh bien, les saintes-nitouches de la vape vont hurler en disant que c'est ultra-dangereux et patati patata. C'est pourquoi je n'aime pas ce genre de sectarisme. Mon slogan est simple et se résume en une phrase sur la lutte contre le tabagisme :

Tout est bon pour éviter la clope !

Quand on regarde la littérature scientifique (*assez préliminaire*), on voit que le tabac chauffé est moins dangereux, entre 62 et 75 %, que la clope.[87] Je m'en fous que le produit vienne de Big Tobacco, de Big Pharma, d'Hitler ou d'un pédophile et tueur d'enfants, je veux juste savoir si le produit permet d'arrêter efficacement la clope et s'il est moins dangereux.

Concernant le SNUS, très peu de gens connaissent son existence, mais il a été inventé bien avant la cigarette électronique, car il existe depuis le 16e siècle. C'est un produit suédois dont le principe est de mélanger de l'eau, du sel et des feuilles de tabac et de placer cette mixture derrière la lèvre supérieure.[88]

Ainsi, la mixture va délivrer progressivement de la nicotine et les muqueuses dans la gorge vont l'absorber, satisfaisant les récepteurs de nicotine placés à cet endroit.

Et si vous êtes français, alors vous pouvez dire cocorico, car l'une des personnes qui a fait connaître le SNUS est un Français, *Jean Nicot (la nicotine rend hommage à son nom)* qui l'a découvert lorsqu'il était à Lisbonne. Il va

ramener les feuilles de tabac à la Cour de Paris
où il va la donner à Catherine de Médicis pour
soulager ses migraines.

Cela marchera tellement bien que le SNUS va
devenir un produit de mode dans les grandes
cours européennes. C'est la Révolution française
qui va décapiter le SNUS comme d'autres
choses… Comme le produit était plébiscité par
les nobles, c'était mal venu de continuer à le
promouvoir.

Et c'est ainsi que le SNUS disparut de la
circulation en Europe et aux États-Unis. Mais la
Suède a continué à en produire et on peut
toujours en acheter aujourd'hui. Les revenus du
SNUS ont été déterminants pour l'effort de
guerre suédois pendant la Seconde Guerre
mondial et il est efficace contre le tabagisme.[89]

La preuve est que le taux de tabagisme en Suède
est de 11 %, soit l'un des plus bas en Europe.
C'est pourquoi, il est interdit dans la plupart des
pays européens… Et ils ont ressorti les mêmes
arguments moisis encore et encore, que ça attire
les enfants, que ça créé une passerelle vers le

tabagisme, que ça vous transforme en crapaud transsexuel !

Mais le SNUS n'est pas pour tout le monde, car il faut s'habituer à sa consommation. Mais est-ce que la vape peut prendre le même chemin que le SNUS, tomber dans l'oubli alors que c'est un outil efficace ?

Difficile à dire, mais le nombre de vapoteurs continue d'augmenter malgré les interdictions. Même la Thaïlande, qui possède l'une des pires interdictions du monde avec des peines d'emprisonnement à la clé, eh bien, vous avez une augmentation des e-cigarettes que les gens se procurent par des circuits informels comme les réseaux sociaux ou autre.

Et c'est ça que les crétins d'anti-vape ne comprennent pas. Quand vous interdisez un produit, alors vous créez simplement un trafic clandestin. Et cela a déjà commencé aux États-Unis, des circuits « illégaux » se mettent en place pour avoir sa nicotine et ses liquides.

Et la clandestinité est dangereuse par essence comme on l'a vu avec l'affaire de la maladie d'EVALI. C'est parce que les petits cons ont acheté des cartouches de THC vérolées à des vendeurs de rue que leurs poumons se sont transformés comme des frites baignant dans de la graisse de bœuf.

En sachant que les cas d'EVALI se sont concentrés sur les États américains où le cannabis était illégal et donc, que le seul moyen de s'en procurer était via les dealers. Quand est-ce que les puritains anti-vape vont le comprendre que cela ne sert à rien d'interdire un produit sinon à créer des mafias et des gangs ?

La vape n'est pas pour les prolos

Un autre point qui n'est jamais abordé dans la vape et qui est pourtant essentiel pour son futur est que la vape, actuellement, n'est pas pour les prolos. Les chiffres varient, mais on estime qu'il y a de 1 à 1,5 milliards de fumeurs dans le monde et 80 % vivent dans les pays pauvres.[90] Cela signifie qu'au bas mot, on a 800 millions de fumeurs dans les pays pauvres et émergents.

Le gros problème et c'est même démontré par une étude que la vape se destine pour les riches tandis que les pauvres privilégient la clope.[91]

Il y a plusieurs raisons, d'abord une raison sociologique que la vape est considérée comme un produit de luxe, une réputation qu'elle tire des premières années de l'industrie et où les appareils étaient très chers.

Ainsi en 2013, un kit pour débutant, plus ou moins efficace, coûtait 120 dollars, aujourd'hui, il est autour de 50 dollars. Mais surtout, les appareils de vape sont fabriqués en Chine à 99 % tandis que les fabricants de liquide sont exclusivement américains et européens.

Nous avons aussi une partie très importante de l'industrie des liquides en Malaisie et aux Philippines, mais ces pays ont également aligné leurs prix rapport aux normes occidentales. Ce qui fait que la majorité de la vape a été tarifée selon le pouvoir d'achat d'un occidental… alors que sa population ne représente que 20 % des fumeurs dans le monde.

Et je l'ai déjà dit dans des articles et même des vidéos, le pauvre dans un pays pauvre est très différent du pauvre dans un pays riche. Les tentatives d'internationalisation de luttes contre la pauvreté sont stupides et vouées l'échec.

Le pauvre dans le pays pauvre, et je suis bien placé pour en témoigner, ne peut pas utiliser l'argument de santé. Car à ses débuts, on disait : « Passez à la vape, vous économiserez de l'argent par rapport à la clope ».

C'est faux, car les normes de la vape sont de plus en plus chères, notamment avec les stupidités de l'Union européenne et des gouvernements qui ne cessent de mettre des taxes et des normes qui font que les produits sont de plus en plus chers.

Si vous voulez passer à la vape pour économiser de l'argent, ne le faites pas, vous allez perdre de l'argent.

Ce n'est pas parce que la vape est remplie d'escrocs (*même si vous en trouverez dans de nombreux Vape Shops qui tenteront de vous vendre toutes les merdes possibles*), mais la vape propose un choix tellement diversifié de matos et de liquides qu'on veut toujours tester de nouveaux trucs.

Et je ne parle pas de l'aspect «passionné » de la vape qui concerne le Reconstructible avec des appareils comme les RTA, les Drippers, les Boxes BF, les mods Méca à plus de 400 balles, etc.

Cette communauté passionnée ne représente que 1 % de toute la vape, mais elle est représentée à 90 % dans les boutiques et les sites en ligne. C'est aussi un problème, car cela signifie que les matos les plus simples et les plus accessibles ne sont pas les plus visibles, car tout simplement, on gagne moins d'argent avec.

Donc, l'économie avec la vape est très difficile, à moins que vous mettiez les mains dans le cambouis, comme créer vos propres liquides avec la possibilité d'accéder à de la nicotine à des taux très élevés autour de 100 mg et plus, car là, vous économisez énormément sur les liquides (*quasiment une division par 10 du prix de votre consommation de liquides*).

Vous devrez aussi vous familiariser avec le reconstructible, car changer ses résistances toutes les deux semaines, va faire mal à votre portefeuille. Mais on peut arguer que « c'est bon pour votre santé ».

Eh bien non ! Je peux vous garantir que pour le pauvre, il compte chaque centime qui est dans sa poche et son rapport au soin est le suivant : «Combien est-ce que ça va me coûter par rapport à ce que j'ai actuellement dans la poche ? »

S'il n'a pas suffisamment dans sa poche, alors il tournera les talons pour retourner vers la clope. Un pauvre dans un pays pauvre n'a pas de crédit, d'indemnités, d'aides sociales, toute sa vie, il l'achète avec son maigre salaire mensuel.

Donc, vous ne pouvez pas lui balancer l'argument de la santé comme un débile en sachant que l'espérance de vie dans les pays pauvres est de 60 ans… Je sors souvent l'anecdote suivante pour illustrer le système de santé dans les pays pauvres.

Dans ma jeunesse, j'ai travaillé dans une quincaillerie et j'en ai trimballé mon lot de cornières, de fers ronds et de tôles planes. On était plusieurs employés et il y avait un vieux avec moi, autour de 60 ans, le genre de petite taille, fumant comme un pompier, mais dont le cerveau était un véritable ordinateur.

Il pouvait sortir le prix de n'importe quel des 10 000 articles que nous vendions en une fraction de seconde. Rien qu'en sentant un filtre à huile, le mec pouvait calculer son degré d'usure. Un génie, mais comme il était pauvre, il était vendeur…

Un jour, il commence à avoir mal à la poitrine, se met à tousser et a dû mal à respirer. Il va voir le médecin via sa caisse d'assurance-maladie. Le médecin l'examine, fait passer quelques tests et c'est un cancer du poumon.

Le vieux lui dit : « Mais qu'est-ce qu'on peut faire ? » Et là, le médecin, ayant l'air de réfléchir intensément entre la radiothérapie, la chirurgie et la chimio, ouvre son tiroir et tend une plaquette de paracétamol au vieux en lui disant de se soulager les symptômes avec.

C'est comme ça que ça se passe dans les pays pauvres. Le vieux a quand même vécu 10 ans de plus sans aucun traitement et il a continué à fumer. Donc, l'argument de santé de la vape à un prolo dans un pays pauvre, on peut l'oublier.

Mais surtout, et c'est très important, le pauvre va toujours comparer la solution qu'on lui propose avec ce qu'il a sous la main, c'est-à-dire la vape vs la clope. Par exemple à Madagascar où j'habite, le prix d'un paquet de clope est de 2 euros et quelques poussières (*prix de 2018*).

Ce qui fait quand tu lui proposes ta vape, elle ne doit pas valoir plus que ça, car le pauvre va toujours comparer. Et non je le répète, l'argument de santé ne marche pas sur lui. Si un cancer de poumon n'arrive pas à le convaincre, ce n'est pas les beaux discours du marketing et de la vape qui vont faire quoi que ce soit.

Quel genre de vape peut-on s'acheter à 2 euros ? Il n'y en a aucune. Même le pod le moins cher qu'on peut trouver est autour de 10 euros, ensuite, il faut les liquides qui coûtent la peau des fesses et les résistances.

On peut se débrouiller pour lui apprendre le reconstructible et lui proposer un pod reconstructible, mais au bas mot, c'est 50 euros pour faire ses premiers pas dans la vape. On va dire un kit de débutant autour de 20 euros, 3 fioles de liquides à 10 ml et un paquet de résistance pour durer de 30 à 45 jours.

50 euros, c'est la moitié du salaire mensuel dans de nombreux pays pauvres !

Je ne blâme pas les occidentaux, comme ce sont eux qui ont fait de la vape ce qu'elle est aujourd'hui, c'est normal que les envies et les prix se structurent autour du pouvoir d'achat occidental.

Mais arrêtez de dire que la vape va sauver 1 milliard de vies, car ce n'est tout simplement pas vrai ! La solution est la souveraineté de la vape.

Une vape souveraine pour chaque pays

L'une des raisons pour lesquelles la vape est en si mauvaise posture est sa fragilité systématique à cause de la mondialisation. 99 % des appareils sont fabriqués en Chine, 90 % des e-liquides sont fabriqués en Occident. Ce qui fait que ce sont des cibles faciles.

Si demain, le gouvernement chinois bannit la vape et sa production, alors l'industrie meurt instantanément. On l'a vu aussi avec le covid-19 et le confinement où toute la chaîne d'approvisionnement de la vape a été cassée et même aujourd'hui en 2021, elle ne repart pas.

Le résultat a été que des milliers de vapoteurs sont retournés à la clope parce qu'ils ne pouvaient plus avoir leur dose de nicotine.

En Europe et aux États-Unis, le taux de tabagisme est reparti à la hausse en 2020, d'une part à cause des vape shops qui étaient fermés, mais aussi de sa diabolisation par les médias et les scientifiques en 2019 avec l'affaire de l'EVALI.

C'est d'autant plus terrible pour des pays, comme le mien, où on n'a pas d'industrie de la vape. On est totalement dépendant de ce qui se passe en Occident et la moindre secousse signifie qu'on est mort.

La solution d'une vape souveraine a deux avantages majeurs. D'une part, elle fait baisser énormément le prix des liquides et du matos puisqu'on produit tout sur place. Et elle permet à l'industrie d'être plus résiliente face aux interdictions américaines et européennes.

Ce qui fait la beauté de la vape est que les matières premières pour la fabriquer sont à la portée de tous les pays, même ceux qui sont pauvres. Pour les liquides, il faut des fabricants de propylène glycol et de glycérine végétal, et n'importe quel industriel chimique peut le faire.

Vous avez les arômes qui sont aussi très faciles à produire. Aujourd'hui, vous avez des arômes dédiés pour la vape et en fait, on compte plus de 60 entreprises qui proposent un catalogue de plus de 10 000 arômes, il suffit d'aller voir un site comme *ChefsFlavours* en Angleterre.

Le matos ? Principalement de l'acier, du verre et du plastique. C'est à la portée de n'importe quel atelier de fabrication, qui possède quelques appareils. Vous n'allez pas me dire que les Français, les Allemands, les Africains ne sont pas capables de faire des appareils de vape alors que les Chinois le peuvent ?

Et surtout, il faut encourager la création et le développement de l'industrie de la vape dans les pays pauvres. La Malaisie, les Philippines ou l'Indonésie l'ont compris et ils ont une industrie florissante avec très peu d'impacts extérieurs.

La Russie l'a compris avant tout le monde, c'est le plus gros marché de vape dans le monde et pourtant, il reste discret dans son coin. Ils fabriquent leurs propres matos, leurs propres liquides, on a même des accus russes qui apparaissent sur le marché.

De ce fait, les interdictions et les atermoiements des occidentaux n'ont aucun effet sur eux ! Évidemment, les pays membres de l'Union Européenne ne pourront jamais avoir cette souveraineté, car ces pays sont juste des laquais aux ordres de la Commission européenne. Toute tentative de souveraineté de la vape sera écrasé dans l'œuf.

Il faut aussi que la vape se trouve des alliés puissants. Car tout seul, on ne peut rien faire. Pour moi, il y a 3 grands ennemis de la vape, Big Pharma, les gouvernements et le grand public. Big Pharma parce qu'il veut avoir l'exclusivité de la cessation tabagique en revêtant la blouse blanche et disant que la santé, c'est son royaume exclusif.

Malgré ce que peut dire la communauté de la vape, je n'ai jamais considéré Big Tobacco comme un ennemi de la vape.

C'est un rival qui a son propre produit avec le tabac chauffé. Si au lieu de jouer les saintes-nitouches en 2016 en dégueulant constamment sur Big Tobacco plutôt que de s'allier avec, la TPD ne serait jamais passé.

Certes, Big Tobacco a des pratiques qui sont parfois dégueulasses, mais il me faudrait écrire un second livre pour lister toutes les arnaques qu'on voit dans la vape, que ce soit dans les Vape Shop où quand un fumeur entre, le vendeur se dit que c'est le pigeon idéal pour lui vendre le maximum de matos, coûtant une fortune !

Les arnaques dans les liquides et dans de nombreux aspects de l'industrie. Dans le cadre de ce livre, j'ai discuté avec un cadre qui travaillait chez un grand distributeur de clopes en Europe et il m'a dit :

« La manière dont la vape européenne a réagit face à la TPD était à hurler de rire. On aurait dit des gamins qui couraient de droite à gauche sans

savoir comment fonctionnait la Commission européenne.

On avait plein d'associations qui brassaient du vent, mais aucun n'a contacté des lobbyistes pour plaider leur cause face à la Commission. Un tel amateurisme était même touchant. S'ils avaient eu 5 lobbyistes, alors j'ignore si la TPD aurait rejetée, mais je suis sûr qu'elle aurait été 1000 moins contraignantes que la version actuelle.

Je veux dire, les mecs qui ont écrit la TPD, ils n'avaient aucune idée de la cigarette électronique, c'était des vieux bureaucrates de 60 ans et avec une bonne influence, ils auraient pu écrire ce que la vape voulait. »

De même, j'ai discuté avec un employé, chargé des questions juridiques, chez une entreprise pharmaceutique française et le rapport de Big Pharma à la vape se résume à une seule phrase :

« Big Tobacco veut entrer dans les boutiques de vape tandis que Big Pharma veut les fermer.»

Big Tobacco veut simplement qu'à coté des appareils de vape, vous proposiez aussi du tabac chauffé.

En gardant l'œil, bien évidemment, sur ses pratiques. S'il commence à faire le con, alors c'est Big Tobacco, il sera facile à combattre, car la réputation d'immaculée conception n'est pas ce qui le caractérise.

Aux USA et en Corée du Sud, le tabac chauffé a donné quelques résultats positifs sur la cessation tabagique.[92] [93] N'oubliez pas mon slogan : « Tout est bon pour éviter la clope ».

Si on se concentre religieusement sur la vape, alors notre mentalité ne sera pas si différente des puritains avec les élus et les damnés dont j'ai parlé dans les précédents chapitres.

Les gouvernements sont le second ennemi parce qu'ils gagnent trop d'argent avec le tabagisme. De même que l'argument de santé ne passe chez les pauvres, de même, il ne passe pas non plus chez eux qui gagnent une montagne de fric avec la tueuse.

Enfin, le grand public, parce que ce sont des moutons, totalement propagandisés avec le puritanisme et la mentalité américaine que la nicotine est Haram et qu'il faut bannir tout ce qui s'y rapporte de près ou de loin.

Les commentaires de la famille Michu sur les débats de vape font parfois peur à cause de leur violence contre les vapoteurs et au fait qu'on serait de véritables drogués. Pour ma part, je n'ai pas de temps à perdre avec des crétins qu'il faudrait tous sodomiser avec des cactus.

Car c'est des moutons, ils suivent la doxa officielle. Il faut changer cette doxa en intervenant au plus haut niveau et la mentalité du public changera.

Mais ce sont des gens minoritaires aussi. Car comme je l'ai mentionné, malgré la diabolisation de la vape, le nombre de vapoteurs continue d'augmenter.

La grande inconnue sera l'Angleterre et comment son industrie va se développer.

Le Royaume-Uni, de nouveau le saveur contre le fascisme anti-vape ?

Le Royaume-Uni a montré ce qu'elle valait pendant la Seconde guerre mondiale et donc, est-ce qu'elle va de nouveau résister et montrer l'exemple à suivre face au fascisme anti-vape. C'est aujourd'hui le seul pays au monde qui recommande la vape, officiellement, pour quitter la clope.

Et maintenant que le Brexit a eu lieu, alors il faudra surveiller ce pays de très près dans les mois et les années qui arrivent. Les travaillistes sont anti-vape par nature, mais pour le moment, le gouvernement est aux mains des conservateurs.

Il y a déjà des indices qui montrent que l'Angleterre dès janvier 2021 veut prendre ses distances avec la TPD et les règles européennes contre la vape. On attend des lois dédiées britanniques sur la vape et il faudra voir si elles assouplissent les règles ou non.

Mais clairement en 2021, il fait bon d'être un vapoteur dans le pays de Churchill ! L'industrie de la vape britannique est florissante, notamment avec de nombreux fabricants de liquides qui, heureusement, n'ont pas pris le chemin du monopole des fabricants français.

Il y a plein de petits fabricants britanniques qui arrivent à faire leur beurre au cognac. En revanche, sur le plan du matos, c'est le désert absolu.

Il y a des tentatives pour proposer des appareils de vape *Made in England*, pour avoir une vraie souveraineté et ne plus être dépendant de l'Europe et des États-Unis, mais encore faudrait-il que cela se concrétise.

L'Angleterre va influencer sa mentalité pro-vape dans tout le Royaume-Uni avec l'Écosse, l'Irlande et le pays de Galles.

Mais si le pays renaît de ses ruines, à la fois par son passage dans l'Union Européenne qui l'a quand même davantage détruit que le Blitz et la crise du Covid-19, alors cette influence pourrait s'étendre à tout le Commonwealth.

On l'a vu notamment avec la Nouvelle-Zélande qui était très anti-vape il y a quelques années et qui a changé de position à 180 degrés.[94] Bien sûr, tout n'est pas rose, mais on peut se demander si ce n'est pas la mentalité pro-vape des rosbifs qui en est la cause ?

La place stratégique de l'Angleterre en Europe va poser de nombreux problèmes aux anti-vape. D'une part, les Anglais vont continuer à emmerder les européistes anti-vape. Car la vape anglaise est loin d'être souveraine comme je l'ai dit et des interdictions en Europe pourrait aussi les pénaliser.

Mais surtout que l'industrie britannique de la vape pourrait agir comme un aspirateur des vapoteurs européens. Si la vape est bannie ou très fortement restreinte dans les pays membres de l'UE, alors les vapoteurs européens pourraient se fournir, parfois clandestinement, en Angleterre.

Le résultat est que cela profiterait énormément à la vape anglaise tout en décapitant l'industrie nationale de la vape de chaque pays membre. C'est ce qui se passe aux États-Unis.

Les vapes shops américains ont de moins en moins le droit de vendre de la vape, mais les vapoteurs se débrouillent pour acheter ce qu'il leur faut en Chine et au Canada. Ce qui fait que les seuls dindons de la farce sont les professionnels américains de la vape !

L'Angleterre sera la très grande inconnue de la vape dans les années. Elle pourrait aussi prendre une attitude anti-vape, mais le match reste ouvert. En Union européenne et aux États-Unis, le gong de fin a sonné.

On a aussi des régions comme l'Afrique ou le Moyen-Orient qui pourraient nous offrir de beaux débouchés de la vape dans le futur. Pas maintenant, sûrement pas ! Par exemple, en Arabie Saoudite, la vape est taxée à 100 % ![95]

On arrive à la fin de cet ouvrage et certains estiment que la vape, dans l'état actuel, ne peut pas disparaître. Malgré toutes les attaques, elle continuera son bonhomme de chemin, si besoin, dans la clandestinité.

Ce n'est pas forcément vrai. Car quand on voit l'histoire de la vape, les premiers outils de vaporisation datent de 1960 et il a suffi que l'industrie s'y désintéresse qu'on oublie même que cela ait existé pendant plus de 50 ans.

La dépendance vis-à-vis des appareils, mais aussi de la nicotine, fait que des attaques bien placées et l'industrie ne serait plus que l'ombre d'elle-même. On peut se débrouiller avec de nombreux aspects de la cigarette électronique, mais la nicotine est le nerf de la guerre.

Et pour ça, il faut contrôler la production depuis les plantations de tabac. Les USA, l'Inde, la Chine ou le Brésil sont les plus gros producteurs de tabac.[96] Mais le tabac est cultivé dans de nombreuses parties du monde, en Europe, on en trouve en Espagne, en Pologne et en Italie.

La nicotine dans la vape vient principalement des États-Unis et c'est très dangereux, car si les régulations vont crescendo, alors l'industrie va se couper de sa principale ressource. Il faut développer des filières locales pour trouver de la nicotine près de chez soi, dans une perspective de vape souveraine.

On a également de la nicotine synthétique qui est proposé par certains fournisseurs américains, mais elle est encore trop chère et son efficacité par rapport à la nicotine naturelle reste encore à démontrer. N'oublions pas non plus le monopole de Big Tobacco sur les plantations de tabac ce qui peut poser un problème sur le long terme.

99 % des vapoteurs ou qui essaient la cigarette électronique ignorent tout de ce qui se passe dans les coulisses. C'est pourquoi, la prochaine fois que vous entendez parler de la cigarette électronique, que vous en voyez une ou que vous passiez à côté d'un Vape Shop, alors gardez à l'esprit que ce n'est pas juste un produit-gadget ou un effet de mode.

Ce livre vous a permis de comprendre les enjeux colossaux politiques, économiques, sanitaires et géopolitiques de la cigarette électronique. Et les probabilités ne sont pas de notre côté. Car les principaux acteurs des sociétés modernes sont contre la vape.

Les gouvernements, car ils empochent un pognon de dingue avec. Les médecins et les scientifiques à cause d'un accouplement incestueux avec l'hygiénisme et le puritanisme américain. Le grand public parce qu'il est con comme ses pieds et qu'il suit simplement les tendances.

De nombreuses grandes entités veulent que la cigarette électronique échoue, car d'une part, ce n'est pas eux qui l'ont inventé et d'autre part, elle est contre leurs intérêts profonds. Car les autres moyens traditionnels de lutter contre le tabagisme ont montré une efficacité de zéro.

Les patchs et les gommes ne marchent pas. Les taxes ne marchent pas non plus. Je ne connais pas un seul fumeur qui ait arrêté parce que la clope était trop chère. On voit une baisse des chiffres, tout simplement parce qu'il se procure des cigarettes sur le marché noir.

La cigarette électronique marche dans 18 % des cas si on prend les pourcentages les plus faibles. Cela signifie qu'on a le potentiel de faire quitter la clope à une personne sur cinq dans le monde. Ce n'est pas un outil magique, de nombreux fumeurs n'ont pas réussi à quitter avec la vape.

Mais combien d'entre eux n'y sont jamais passés parce qu'ils pensent que la vape est plus ou tout aussi dangereuse que la clope.[97] Les sondages vont de plus en en plus dans le mauvais sens. En 2014, il y avait seulement 20 % de personnes qui pensaient que l'e-cigarette était aussi dangereuse que la clope. En 2019, ce pourcentage est monté à 50 %.

La faute aux médias, aux prostituées en blouse blanche et à une diabolisation systématique sur un outil qui n'a rien demandé à personne, qui n'a fait de mal à personne et qui veut simplement limiter l'un des plus grands fléaux de ce monde.

1   Premier brevet d'outil de vaporisation, https://patents.google.com/patent/US1775947

2   La cigarette électronique par Herbert A. Gilbert en 1960, https://patents.google.com/patent/US3200819

3   An Interview with the Inventor of the Electronic Cigarette, Herbert A Gilbert, https://www.ecigarettedirect.co.uk/ashtray-blog/2013/10/interview-inventor-e-cigarette-herbert-a-gilbert.html

4   Forgotten PC history: The true origins of the personal computer, https://web.archive.org/web/20080813232453/http://www.computerworld.com/action/article.do?command=viewArticleBasic&articleId=9111341

5   Vaping 1970's Style: An Interview with One of the Pioneers, https://www.ecigarettedirect.co.uk/ashtray-blog/2014/06/favor-cigarette-interview-dr-norman-jacobson.html

6   Slade J, Connolly GN, Lymperis DEclipse: does it live up to its health claims?Tobacco Control 2002;11:ii64-ii70.

7   *CONFIDENTIAL; THE SMOKELESS CIGARETTE ALTERNATIVE GROUP DEVELOPMENTS. 1998 October 21. Brown & Williamson Records; Master Settlement Agreement. Unknown.* https://www.industrydocuments.ucsf.edu/docs/xybn0190

8   *Accord*, https://cigarettehistory.fandom.com/wiki/Accord

9   History of vaping, https://casaa.org/education/vaping/historical-timeline-of-electronic-cigarettes/

10   Imperial Tobacco Agrees to Acquire Dragonite's E-Cigarette Unit, https://www.bloomberg.com/news/articles/2013-09-02/imperial-tobacco-agrees-to-acquire-dragonite-s-e-cigarette-unit

11   Forum-ecigarette, https://www.forum-ecigarette.com/

12   Document douanier d'une e-cigarette achetée en Chine en 2006, https://rulings.cbp.gov/search?term=m85579&collection=ALL&sortBy=RELEVANCE&pageSize=30&page=1

13   Première interdiction de l'e-cigarette par la Turquie, https://www.e-cigarette-forum.com/threads/e-cig-ban-in-turkey.735/#post-12551

14   Marketers of electronic cigarettes should halt unproved therapy claims,

https://www.who.int/mediacentre/news/releases/2008/pr34/en/

15 Safety Report on the Ruyan® e-cigarette Cartridge and Inhaled Aerosol, https://casaa.org/wp-content/uploads/10-30-08-RuyanCartridgeReport30-Oct-08.pdf

16 How Many Bombs Did the United States Drop in 2016?, https://www.cfr.org/blog/how-many-bombs-did-united-states-drop-2016

17 DEFENDANTS' MEMORANDUM IN OPPOSITION TO PLAINTIFF'S MOTION FOR PRELIMINARY INJUNCTION, https://casaa.org/wp-content/uploads/SE-v-FDA-FDA-memo-in-opposition-filed-05-11-2009.pdf

18 La TPD, https://ec.europa.eu/health//sites/health/files/tobacco/docs/dir_201440_en.pdf

19 Nicotine, https://www.societechimiquedefrance.fr/Nicotine.html

20 How Do You Use A Short Fill Eliquid?, https://www.88vape.com/blogs/news/how-to-use-a-short-fill-eliquid

21 TPD 3, https://www.planetofthevapes.co.uk/news/vaping-news/2020-09-04_tpd-3.html

22 COMMUNICATION FROM THE COMMISSION TO THE EUROPEAN PARLIAMENT AND THE COUNCIL, https://ec.europa.eu/health/sites/health/files/non_communicable_diseases/docs/eu_cancer-plan_en.pdf

23 Science corrompue et servile: Comprendre les problèmes et le naufrage de la science et de la médecine occidentale, https://www.amazon.fr/dp/B09297QX7X

24 E-cigarettes: an evidence update A report commissioned by Public Health England, https://assets.publishing.service.gov.uk/government/uploads/system/uploads/attachment_data/file/733022/Ecigarettes_an_evidence_update_A_report_commissioned_by_Public_Health_England_FINAL.pdf

25 La cigarette électronique dans le sevrage tabagique, https://doi.org/10.1002/14651858.CD010216.pub4

26 Zhu S, Zhuang Y, Wong S, Cummins S E, Tedeschi G J. E-cigarette use and associated changes in population smoking cessation: evidence from US current population surveys BMJ 2017; 358 :j3262 doi:10.1136/bmj.j3262

27 A Randomized Trial of E-Cigarettes versus Nicotine-Replacement Therapy, https://www.nejm.org/doi/10.1056/NEJMoa1808779

28 Examining the relationship of vaping to smoking initiation among US youth and young adults: a reality check, https://tobaccocontrol.bmj.com/content/28/6/629

29 Flavoring Chemicals in E-Cigarettes: Diacetyl, 2,3-Pentanedione, and Acetoin in a Sample of 51 Products, Including Fruit-, Candy-, and Cocktail-Flavored E-Cigarettes, https://doi.org/10.1289/ehp.1510185

30 Diacetyl in Foods: A Review of Safety and Sensory Characteristics,

https://doi.org/10.1111/1541-4337.12150

31 Fixed Obstructive Lung Disease in Workers at a Microwave Popcorn Factory --- Missouri, 2000--2002
, https://www.cdc.gov/mmwr/preview/mmwrhtml/mm5116a2.htm

32 Bronchiolitis obliterans in children, https://www.blf.org.uk/support-for-you/bronchiolitis-obliterans-in-children

33 Diacetyl and 2,3-pentanedione exposures associated with cigarette smoking: implications for risk assessment of food and flavoring workers, https://pubmed.ncbi.nlm.nih.gov/24635357/

34 Timeline: Significant events in the history of Juul, https://www.reuters.com/article/us-juul-history-timeline-idUSKBN1WA2LI

35 Brand differences of free-base nicotine delivery in cigarette smoke: the view of the tobacco industry documents, https://dx.doi.org/10.1136%2Ftc.2005.013805

36 Teens Are 'Juuling' At School. Here's What That Means, https://time.com/5211536/what-is-juuling/

37 Krishnasamy VP, Hallowell BD, Ko JY, et al. Update: Characteristics of a Nationwide Outbreak of E-cigarette, or Vaping, Product Use–Associated Lung Injury — United States, August 2019–January 2020. MMWR Morb Mortal Wkly Rep 2020;69:90–94. DOI: http://dx.doi.org/10.15585/mmwr.mm6903e2

38 Newest CDC Data Confirm that Respiratory Disease Outbreak was Caused by Vitamin E Acetate Oil in THC Vaping Cartridges, http://tobaccoanalysis.blogspot.com/2019/12/newest-cdc-data-confirm-that.html

39 Electronic Cigarette Use and Myocardial Infarction Among Adults in the US Population Assessment of Tobacco and Health, https://www.ahajournals.org/doi/10.1161/JAHA.119.012317

40 Retraction to: Electronic Cigarette Use and Myocardial Infarction Among Adults in the US Population Assessment of Tobacco and Health, https://www.ahajournals.org/doi/10.1161/JAHA.119.014519

41 UCSF settles sexual harassment suit involving star researcher, https://www.statnews.com/2018/10/16/stanton-glantz-ucsf-sexual-harrassment/

42 Puritanism: Influence on American Society, https://www.infoplease.com/encyclopedia/religion/christian/denominations/puritanism/influence-on-american-society

43 Holy Commonwealth, http://faculty.smu.edu/jmwilson/c9.pdf

44 Puritanism: Origins, https://www.infoplease.com/encyclopedia/religion/christian/denominations/puritanism/origins

45 The Mayflower, https://www.history.com/topics/colonial-america/mayflower

46 5 Longest Prison Sentences in U.S. History,

47 Temperance and Prohibition in America: A Historical Overview, https://www.ncbi.nlm.nih.gov/books/NBK216414/

48 Massachusetts Society for the Suppression of Intemperance, https://www.alcoholproblemsandsolutions.org/massachusetts-society-for-the-suppression-of-intemperance/

49 La cigarette électronique et les puritains,, https://www.lepoint.fr/invites-du-point/didier_raoult/la-cigarette-electronique-et-les-puritains-31-05-2013-1675167_445.php

50 Didier Raoult donne son avis sur la cigarette électronique, https://www.youtube.com/watch?v=QTatAySSBBM

51 The war on drugs has failed: doctors should lead calls for drug policy reform, https://doi.org/10.1136/bmj.i6067

52 Promote e-cigarettes widely as substitute for smoking says new RCP report, https://www.rcplondon.ac.uk/news/promote-e-cigarettes-widely-substitute-smoking-says-new-rcp-report

53 No Fire, No Smoke: The Global State of Tobacco Harm Reduction 2018, https://www.smokefreeworld.org/wp-content/uploads/2019/06/Global-State-of-Tobacco-Harm-Reduction-2018.pdf

54 80% OF DOCS MISTAKENLY BLAME NICOTINE FOR SMOKING RISKS, https://www.futurity.org/nicotine-doctors-survey-heart-disease-cancer-2436012/

55 MASTER SETTLEMENT AGREEMENT, https://publichealthlawcenter.org/sites/default/files/resources/master-settlement-agreement.pdf

56 The Tobacco MSA and Vaping: Part I, https://www.vaporpuffs.com/2015/04/25/the-tobacco-msa-and-vaping-part-i/

57 The Tobacco MSA and Vaping: Part II, https://www.vaporpuffs.com/2015/04/25/the-tobacco-msa-and-vaping-part-ii/

58 Smoking prevalence in the European Union: a comparison of national and transnational prevalence survey methods and results, https://tobaccocontrol.bmj.com/content/20/1/e4

59 Current Cigarette Smoking Among Adults in the United States, https://www.cdc.gov/tobacco/data_statistics/fact_sheets/adult_data/cig_smoking/index.htm

60 Are vapers like you paying for lost tobacco revenue?, https://www.ecigarettedirect.co.uk/ashtray-blog/2019/05/vaping-lost-tobacco-revenue.html

61 E-cigarettes could stub out tobacco bonds sooner than thought, https://www.reuters.com/article/us-tobacco-bonds-ecigs-insight-idUSKBN0EZ0CZ20140624

62 L'État va toucher le jackpot en 2020 grâce aux taxes sur le tabac,

https://www.capital.fr/economie-politique/letat-va-toucher-le-jackpot-en-2020-grace-aux-taxes-sur-le-tabac-1353289

63 Tobacco tax revenue and forecast in the United States from 2000 to 2025, https://www.statista.com/statistics/248964/revenues-from-tobacco-tax-and-forecast-in-the-us/

64 Strategic Investment of Tobacco Tax Revenue, https://www.tobaccofreekids.org/assets/global/pdfs/en/strategic_investment_tobacco_tax_revenue.pdf

65 SOS Racisme, SOS Baleines, https://dicocitations.lemonde.fr/citation_auteur_ajout/75481.php

66 Brief History of WHO, https://ccnmtl.columbia.edu/projects/caseconsortium/casestudies/112/casestudy/www/layout/case_id_112_id_776.html#:~:text=The%20World%20Health%20Organization%20was,children's%20health%2C%20nutrition%20and%20sanitation.

67 Des médicaments exorbitants sont conseillés par l'OMS, https://actualite.housseniawriting.com/sante/pharmacologie-medicament/2015/05/12/des-medicaments-exorbitants-sont-conseilles-par-loms/3887/

68 Reducing Tobacco Use, https://www.bloomberg.org/public-health/reducing-tobacco-use/

69 Moins de tabac, d'alcool et de drogue consommés par les jeunes, mais plus de vapotage, https://ici.radio-canada.ca/nouvelle/1776671/consommation-alcool-drogue-tabac-jeunes

70 CONVENTION–CADRE DE L'OMS POUR LA LUTTE ANTITABAC, https://apps.who.int/iris/bitstream/handle/10665/42812/9242591017.pdf?sequence=1

71 Tobacco Free Initiative (TFI), https://www.who.int/tobacco/about/partners/bloomberg/en/

72 ABOUT THE HALE VISION, https://www.tryhale.com/about

73 What's Behind Michael Bloomberg's Vaping-phobia?, https://www.austriancenter.com/whats-behind-michael-bloombergs-vaping-phobia/

74 An Unsettling Precedent, https://www.nacsmagazine.com/issues/january-2017/unsettling-precedent

75 Bloomberg Philanthropies Launches New $160 Million Program to End the Youth E-Cigarette Epidemic
, https://www.bloomberg.org/press/bloomberg-philanthropies-launches-new-160-million-program-end-youth-e-cigarette-epidemic/

76 Bloomberg's Millions Funded an Effective Campaign Against Vaping. Could It Do More Harm Than Good?, https://www.philanthropy.com/article/bloombergs-millions-funded-an-effective-campaign-against-vaping-could-it-do-more-harm-than-good

77 Holding the Bloomberg anti-vaping propaganda complex to account, https://www.clivebates.com/holding-the-bloomberg-anti-vaping-

propaganda-complex-to-account/

78 Brexit is an opportunity to stop Britons smoking, https://theconversation.com/brexit-is-an-opportunity-to-stop-britons-smoking-150204

79 What does Brexit mean for UK tobacco control?, https://doi.org/10.1016/j.drugpo.2020.103044

80 Bloomberg Philanthropies Announces Organizations Selected to Lead "STOP," $20 Million Global Tobacco Industry Watchdog, https://www.bloomberg.org/press/organizations-selected-to-lead-stop-global-tobacco-industry-watchdog/

81 Govt has banned vapes, but owns 28% of ITC – India's biggest cigarette maker, https://theprint.in/india/governance/govt-has-banned-vapes-but-owns-28-of-itc-indias-biggest-cigarette-maker/293547/

82 World No Tobacco Day: 34.6 percent adults in India are smokers, https://www.indiatoday.in/education-today/gk-current-affairs/story/world-no-tobacco-day-34-6-per-cent-adults-in-india-are-smokers-1539130-2019-05-31

83 Paypal bannit les vape shops et autre, https://vapotage.org/actualites-vape/paypal-bannit-les-vape-shops-et-autre/

84 Here's what's in the Covid relief package, https://edition.cnn.com/2021/03/10/politics/whats-in-the-covid-relief-bill/index.html

85 Congress Passes $900 Billion Coronavirus Relief Bill, Ending Months-Long Stalemate, https://www.npr.org/2020/12/21/948862052/house-passes-900-billion-coronavirus-relief-bill-ending-months-long-stalemate

86 Congress Amends the PACT Act to Apply to All Vaping Products, Placing Huge Burden on Small Manufacturers as Third-Party Common Carriers Refuse to Ship Products, https://www.natlawreview.com/article/congress-amends-pact-act-to-apply-to-all-vaping-products-placing-huge-burden-small

87 Heat-not-burn tobacco products: a systematic literature review, https://tobaccocontrol.bmj.com/content/28/5/582

88 History of snus, https://www.swedishmatch.com/Our-business/smokefree/History-of-snuff/

89 Snus: a compelling harm reduction alternative to cigarettes, https://doi.org/10.1186/s12954-019-0335-1

90 ASH Fact sheet: Tobacco and the Developing World, https://ash.org.uk/wp-content/uploads/2019/10/Tobacco-Developing-World.pdf

91 Smoking for the poor and vaping for the rich? Distributional concerns for novel nicotine delivery systems, https://www.sciencedirect.com/science/article/abs/pii/S0165176516304049

92 The Impact of Heated Tobacco Products on Smoking Cessation, Tobacco Use, and Tobacco Sales in South Korea, https://www.kjfm.or.kr/upload/pdf/kjfm-20-0140.pdf

93 Effects of Switching to a Heat-Not-Burn Tobacco Product on Biologically Relevant Biomarkers to Assess a Candidate Modified Risk Tobacco Product: A Randomized Trial, https://cebp.aacrjournals.org/content/28/11/1934

94 Position statement on vaping, https://www.health.govt.nz/our-work/preventative-health-wellness/tobacco-control/vaping-smokefree-environments-and-regulated-products/position-statement-vaping

95 Saudi Arabia, https://vaporproductstax.com/taxes/saudi-arabia/

96 Growing, https://tobaccoatlas.org/topic/growing/

97 Perception of electronic cigarettes in the general population: does their usefulness outweigh their risks?, https://bmjopen.bmj.com/content/5/11/e009218